ますます！ねころんで読める

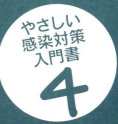
やさしい感染対策入門書 4

CDC
ガイド
ライン

浜松医療センター
副院長・感染症内科長・衛生管理室長
矢野邦夫
著

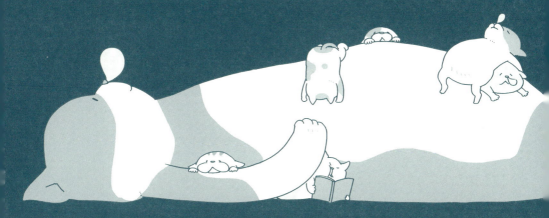

MCメディカ出版

はじめに

　2010年2月に「もっともっと ねころんで読めるCDCガイドライン」を刊行してから7年が経過しました。この間に、CDCは血管内カテーテル、ノロウイルス、インフルエンザ、HIVなどのガイドラインや勧告を公開してきました。これらは過去のガイドラインと同様にエビデンスに基づいたものであり、日本の医療機関でも導入されています。

　血管内カテーテルのガイドラインでは、中心静脈カテーテル挿入時のマキシマル・バリアプリコーションの必要性について、これまで通り強調されていました。それに加えて、輸液ラインや末梢静脈カテーテルの交換の期間が延長され、閉鎖式輸液回路のアクセス部分の消毒法が強化されました。ノロウイルスのガイドラインではノロウイルスの感染力の強さ、感染した場合の隔離期間についても明記されました。インフルエンザについては「卵アレルギー」と「インフルエンザワクチンのアレルギー」が切り離され、重症の卵アレルギーであってもインフルエンザワクチンを接種しても構わないという新しい勧告がでています。

　このようにCDCは常に、新しいガイドラインや勧告を公開しているのですが、感染対策チームがそれらすべてをフォローして、読み込んで、深く理解する時間などありません。そのため、それらを読み込み、しっかりと理解することを手助けするツールが必要と考えています。

　本書はこれまでのシリーズと同様に、できるだけわかり易く記述しましたが、それに加えて、より深く理解していただくために、工夫をしてみました。まず、各々の解説の冒頭に「諺（ことわざ）」「四字熟語」「例え話」

などを提示して、読者の頭の中に「理解のための環境」を作り出す努力をしました。そして、環境が整ったところで、CDCのガイドラインや勧告を解説したのです。このようにすれば、さらに深く理解していただけるのではないでしょうか？

　本書が読者の方々の日々の感染対策に少しでもお役に立てることを希望いたします。そして、このような企画を提示していただいたメディカ出版の井潤富美氏に心から感謝の意を表したいと思います。

平成29年2月吉日
浜松医療センター
矢野　邦夫

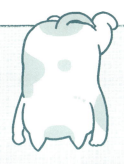

Contents

3 はじめに

[1] 隔離予防策

10 仁和寺の僧侶（徒然草）
〜手指衛生について誤解していませんか？

17 月世界旅行
〜空気感染と飛沫感染

20 勘違い
〜スタッフのコホート

24 テレビドラマに生花が戻ってくる日
〜病院の生花禁止

[2] 血液・体液曝露

30 リスクの違いによって、対応は異なる
〜HBVワクチン

37 奥の手
〜HBs抗体を獲得できない医療従事者がHBVに曝露したとき

41 神経を使う場所が違う？
〜HIV感染対策

47 朗報は早く受け取りたい
〜HIV曝露後のフォローアップ期間の短縮

51 本当のリスクはそこではない。別のところにある！
〜梅毒

[3] インフルエンザ

56 贔屓（ひいき）の引き倒し
～卵アレルギーとインフルエンザワクチン

63 大型宝くじが当たったら、どうしよう！
～ノイラミニダーゼ阻害薬と妊婦

[4] ノロウイルス

68 ノロウイルスドリンク
～ノロウイルスの免疫期間

72 舌と砂糖
～ノロウイルスの感染力

77 塩分控えめレシピ
～ノロウイルスと次亜塩素酸ナトリウム

81 一つのことのために、他のすべてを犠牲にしない！
～ノロウイルスとアルコール手指消毒薬

[5] 結核

86 自分に優しく、人に厳しい
～T-スポット

90 正統派
～薬剤感受性結核の治療

95 蛍の光
～潜在性結核感染の治療

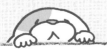

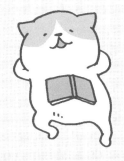

[6] 血管内カテーテル

100 **昔の名前が気にいっています**
　　〜マキシマル・バリアプリコーション

104 **車検、ゴールド免許の更新**
　　〜血管内カテーテルおよび輸液セットの交換頻度

109 **カーリング技術の導入**
　　〜ニードルレスシステムのアクセスポートの消毒

[7] ワクチン一般

114 **シェイクスピア作「ハムレット」**
　　〜妊婦・授乳婦とワクチン

118 **忘年会や新年会の料理の値段は？**
　　〜免疫不全とワクチン

123 **伝言ゲーム。メッセージは単純に！**
　　〜生ワクチンの2回接種

130 **機が熟すまで待て！**
　　〜生ワクチンと免疫グロブリン製剤

134 **アイスクリームをポケットの中で保存しない！**
　　〜ワクチンの保存温度は適切に

[8] 抗菌薬

138　3人寄れば文殊（もんじゅ）の知恵
　　　〜抗菌薬スチュワードシップ

143　知らぬが仏
　　　〜臨床適用のない診断検査は実施しない

[9] その他

148　雌牛（めうし）に腹突かれる
　　　〜帯状疱疹

154　分別（ふんべつ）すぐれば愚（ぐ）に返る
　　　〜母乳を中止するにはそれなりの理由が必要

158　CDCだけでなく、WHOも参考に！
　　　〜WHO手術部位感染予防のためのガイドライン

163　参考にした主なCDCガイドライン・勧告

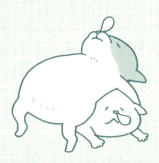

[1]
隔離予防策

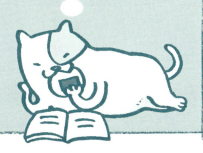

仁和寺の僧侶（徒然草）

手指衛生について誤解していませんか？

　吉田兼好の随筆「徒然草」に仁和寺の僧侶の話があります。この僧侶は、年を取るまで、石清水八幡宮（京都府八幡市）にお参りしたことがありませんでした。それを情けなく思って、あるとき思い立って、一人で参拝にゆきました。しかし、男山の山麓にある極楽寺や高良神社などをお参りして、そのまま帰ってしまったのです。実は石清水八幡宮の本殿は男山の山上にあったのです。すなわち、この僧侶は付属の社寺を本殿と勘違いして、石清水八幡宮の本殿に行くことなく帰ったことになります。

　帰ってから、仲間の僧侶に「日頃思っていたことを成し遂げました。聞いていた以上に厳かなところでした。それにしても、参拝に来ている皆さんが、山の方に登って行ったのは何事かあったのでしょうか？　自分も行ってみたいと思ったのですが、神様にお参りすることが目的だったので、山には上りませんでした」と言ったそうです。この話は、「これで終わりと思っても、もう一歩、先がある」「些細なことでも、そのことについて導いてくれる人が必要である」といった教訓を説いていると思います。

　前置きが長くなりましたが、手指衛生にも「もう一歩、先がある」のです。そして、些細なことと思われるかもしれない「大切なこと」があるのです。

　病棟や外来における手指衛生や手術室における術前手洗いはCDCの手指衛生ガイドラインの影響を大きく受けています[1]。病棟や外来では「石鹸と流水を用いた手洗い」から「アルコールを用いた手指消毒」に移行しました。術前

手洗いも「ブラシと消毒薬と滅菌水を用いた手洗い」から「(石鹸と流水による手洗いのあとの) 持続活性のある消毒薬を含有したアルコールを用いた手指消毒」に切り替えられました。このように手指衛生はアルコール手指消毒がメインとなっているのですが、一部のスタッフは誤解したままとなっているようです。

　CDCは基本的にはアルコール手指消毒薬による手指消毒を推奨しています。ただし、手指が肉眼的に汚れていたり、蛋白性物質で汚染されていたり、血液やその他の体液が付着している場合には、石鹸と流水による手洗いをして、それらを洗い落すことを推奨しています。これは手指が汚れたままであると、その上からアルコールを塗布してもアルコールの効果が減少してしまうからです。

Point

手指衛生では基本的にはアルコール手指消毒が推奨されるが、手指が肉眼的に汚れていたり、蛋白性物質や血液などが付着している場合には、石鹸と流水による手洗いをする。

　石鹸と流水よりもアルコールが推奨される理由には様々なものがあります。1つ目は、アルコールは石鹸と流水よりも殺菌効果が強いということです。実際、手を石鹸と流水で15秒間洗っても皮膚の細菌数は1/4～1/12にしか減少しません。30秒間でも1/63～1/630程度の減少です。一方、アルコールは人為的に汚染した手の細菌数を30秒後で約3,000分1に減少させ、1分後では1万～10万分の1に減少させたという研究があります[2]。2つ目は、アルコールは手を清潔にするのに要する時間を石鹸と流水よりも大幅に短縮できることです。石鹸と流水の手洗いでは手洗い場まで移動しなければならないことと、手洗いの後には水分の拭き取りに時間を要するからです。実際、多忙な業務において15秒以上の手洗いに加えて、ペーパータオルによる念入りな手指乾燥は不可

能です。実践的な対策としてもアルコールによる手指消毒のほうが石鹸と流水による手洗いよりも有利なのです。三つ目は、手荒れの軽減効果です。「アルコールは手指を乾燥させるので、手荒れを作り出してしまう」と思う人もいるかもしれませんが、アルコールに保湿剤が入ることよって、最も手に優しい手指消毒薬に変身したのです。

　ここで思い違いをしている人がいることに注意してください。「アルコールは石鹸と流水よりも殺菌効果が強い」というところを意識しすぎているのです。手指が蛋白物質や体液などで肉眼的に汚れているときには石鹸と流水にて手洗いするのですが、アルコールの方が殺菌効果が強いということから、「手洗いだけでは手指衛生が不十分であろう」ということで、手洗いのあとにアルコール手指消毒を追加してしまう人がいるのです。

　「石鹸と流水による手洗い」と「アルコールによる手指消毒」を比較すると後者のほうが殺菌効果が強いので、前者のみでは不十分と思ってしまう気持ちはわかります。しかし、この二つを連続して実施してしまうと手荒れを作り出してしまうのです。手荒れは手指での微生物の生息に有利な環境を与えてしまうので、感染対策としては低下します。そのため、石鹸と流水で手洗いしたあとのアルコール手指消毒を可能な限り避ける努力が必要なのです。基本的には「石鹸と流水による手洗い」または「アルコールによる手指消毒」のどちらか一方を実施するのです（**図1**）。

Point
「石鹸と流水による手洗い」または「アルコールによる手指消毒」のどちらか一方を実施する。「石鹸と流水による手洗い」のあとの「アルコールによる手指消毒」は、可能な限り避ける。

　感染対策チームのラウンドはどちらの病院でも実施されています。このとき、

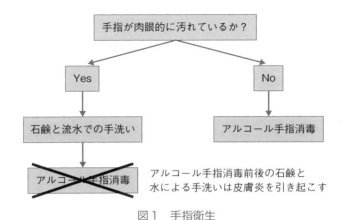

図1　手指衛生

　病棟のスタッフに手洗いを実施してもらうことがあります。彼らは感染対策チームの前なので、緊張しながら手洗いをします。手のひら、手の甲、指の間、手首などを一生懸命に石鹸と流水で洗い、最後にペーパータオルで皮膚をパッティングして手指の水分を取り除きます。ここで終われば「合格」です。
　しかし、問題はここからです。このあとに腰などに着けているアルコール手指消毒薬のボトルからアルコールをとりだし、手に塗布してしまうスタッフがいるのです。彼らは一生懸命に手指衛生をしましたが、最後に良かれと思って行ったアルコール手指消毒は手荒れを作り出すような行為なのです。すなわち、「不合格！」ということになるのです。「石鹸と流水による手洗い」のあとの「アルコールによる手指消毒」が実施されていないことを確認することは、ラウンドの重要なチェックポイントと思います。
　手術室での術前手洗いについても問題があります。
　過去には、術前の手洗いでは消毒薬をつけたブラシを用いて手指〜前腕をゴシゴシと擦っていました。現在はそのようなブラシ手洗いは殆ど行われていません。ブラシは手荒れを引き起こすので感染対策として有害だからです。術前の手洗いで滅菌水を用いていたこともありましたが、水道水で十分であるということから、滅菌水で手洗いをしている病院は殆ど見られなくなりました。

現在は、術前手洗いでは「持続活性のある消毒薬を含有したアルコール手指消毒薬」が用いられています。そして、アルコールの塗布前には、あらかじめ手指や前腕を石鹸と流水で洗って、完全に乾かすことが推奨されています。ここで「もう一歩、先がある」のです。

　既に述べたように、「石鹸と流水を用いた手洗い」と「アルコールを用いた手指消毒」を繰り返すと手荒れを作り出します。これは術前手洗いも例外ではありません。すなわち、手術を連続で実施するスタッフは一つの手術が終わり、次の手術に移動するときに、「石鹸と流水」と「アルコール」を繰り返すことは是非とも避けていただきたいのです。このようなことを毎日、何回も繰り返していると手荒れが作り出されてしまうからです。

　この点を強調しているのがWHOの手指衛生ガイドラインです[3]。WHOもアルコールによる手指消毒を推奨していますが、手術室に入る前には、手指の

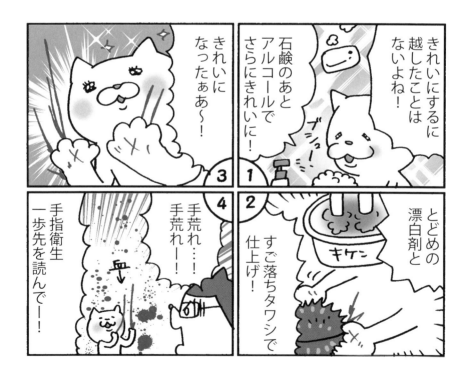

細菌芽胞の保菌をなくすために石鹸と水による手洗いを勧めています。そして、ここからが重要です。WHOは「このような手洗いは手術室に入室するときのみに必要である。手術から手術に移動する前は、手洗いをせずにアルコール手指消毒を繰り返すことが推奨される」としているのです。すなわち、手術が連続する場合には「石鹸と流水⇒アルコール⇒手術⇒アルコール⇒手術⇒アルコール⇒手術」でよいのです。

> **Point**
>
> 手術室内で複数の手術を連続で実施する場合、初回手術の前には石鹸と流水による手洗いをするが、それ以降はアルコール手指消毒だけを繰り返す。

どうしても、アルコールの前に石鹸と流水で毎回手洗いしなければ気が済まないという人がいるならば、下記の事実を紹介したいと思います。

- 手洗いによって芽胞が洗い流されていれば、アルコール消毒前に石鹸と流水による手洗いを実施しても、皮膚の常在細菌叢を追加的に減少させるとするデータはない。
- アルコール消毒前に手が完全に乾燥していなければ、アルコールの活性は減少してしまう。

手術が連続するということで、急いで術前手洗いをしなければならないスタッフが、石鹸と流水による手洗いのあとのペーパータオルによる水分の拭き取りを不十分にすると、感染対策のレベルがむしろ低下するのです。

もちろん、長い手術を終えたあと、手袋を取り外したときに、手が汗でべっとりとしているならば、肉眼的に汚れていると判断できるので、石鹸と流水での手洗いを再度することは適切な判断です。しかし、短時間の手術を連続する

仁和寺の僧侶（徒然草）

場合、手指が汗で汚れていなければ、アルコール手指消毒のみで十分なのです。

［文献］
1）CDC. Guideline for hand hygiene in health-care settings.
http://www.cdc.gov/mmwr/PDF/rr/rr5116.pdf
2）Rotter M. Hand washing and hand disinfection［Chapter 87］. In：Mayhall CG, ed. Hospital epidemiology and infection control. 2nd ed. Philadelphia, PA：Lippincott Williams & Wilkins, 1999.
3）WHO. WHO guidelines on hand hygiene in health care.
［Full version］
http://whqlibdoc.who.int/publications/2009/9789241597906_eng.pdf
［Summary］
http://whqlibdoc.who.int/hq/2009/WHO_IER_PSP_2009.07_eng.pdf

月世界旅行

空気感染と飛沫感染

　結核、麻疹、水痘は空気感染し、インフルエンザや風疹などは飛沫感染します。空気感染と飛沫感染の関係を考えていると、19世紀後半に発表された長編小説「月世界旅行（げっせかいりょこう）」を思い浮かべてしまいます。この小説はフランスの作家ジュール・ヴェルヌによるもので、巨大な大砲を製造して、人間の入った砲弾を月に撃ち込もうとする物語です（**図2**）。

　もし、実際にこのような打ち上げをしたら、砲弾の中にいる人間はどうなってしまうのでしょうか？　まず、打ち上げのときの砲弾の加速度に耐えられないでしょう。おそらく、加速によって潰されると思います。また、宇宙空間を移動しているときの真空状態にも耐えることはできません。すなわち、月に到

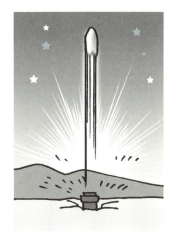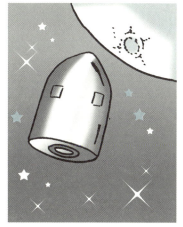

図2　月世界旅行

着しても「生きた人間」としては到着できないことは容易に推測できます。

　これは飛沫感染と空気感染の関係に似ています。飛沫感染はヒトがくしゃみや咳をしたときに口や鼻から飛び出す飛沫に病原体が乗って伝播する感染経路です。飛沫は水分を含んでいるので、1〜2m以上の距離に到達できません。一方、飛沫が空気中を飛んでいる間に乾燥すると飛沫核が残り、その飛沫核に病原体が乗って伝播するのが空気感染です。飛沫核は5μm未満のサイズの微粒子であり、蒸発した飛沫の残余物で、ヒトが咳、くしゃみ、叫ぶ、歌うときに生み出されます。飛沫核は軽いので空気中に長時間かつ長距離を浮遊することができます。そのため、1〜2m以上の距離があっても伝播できるのです。

　飛沫感染する病原体（百日咳やアデノウイルスなど）は飛沫に乗って伝播するので、感染者から1〜2m以上の距離（飛沫が到達できない距離）にいる人には感染できません。しかし、飛沫が空気中を飛んでいる間に乾燥して、飛沫

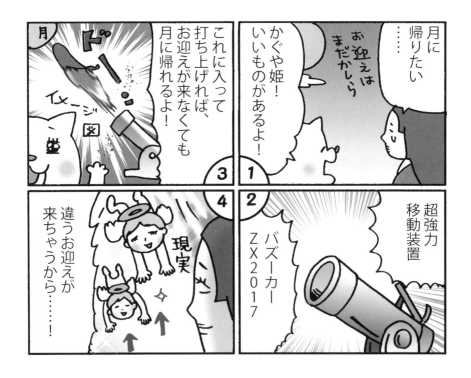

核になって浮遊するならば、その飛沫核に乗っている病原体は空気感染できるのではないでしょうか？　すなわち、「飛沫感染する病原体は空気感染もできるのではないか？」という発想です。

　実は、飛沫感染できる病原体が、必ず空気感染できるということはなく、空気感染する病原体は「空気中を長時間かつ長距離を漂っていても、感染性を保つことができる微生物」でなければなりません[1]。空気中を浮遊している間は、病原体は乾燥や紫外線などに耐えなければなりません。すなわち、空気中を漂っているときに死滅してしまうような病原体は空気感染できないのです。これは「月世界旅行」の砲弾に乗った人間のようですね。月には到達するでしょうが、生きていることはないでしょう。もちろん、砲弾が飛沫核、人間が病原体です。

Point

飛沫感染できる病原体が必ず空気感染できるということはない。空気中を浮遊しているときにも感染性を失わない病原体のみが空気感染できる。

［文献］

1）　CDC. Guideline for isolation precautions: Preventing transmission of infectious agents in healthcare settings, 2007.
　　http://www.cdc.gov/hicpac/pdf/Isolation/Isolation2007.pdf

勘違い
スタッフのコホート

　体重計は「その上に乗ることによって、体重を測定することができる機器」です。決して、「その上に乗ることによって、体重を減らすことができる機器」ではありません。どうして、このようなことを言うかというと、腹いっぱいに食事をしたあとに、「体重が増えたらどうしよう！」と言いながら、体重計に乗る人がいるからです。大量に食べたら体重が増えるに決まっています。このような人は、体重計に乗れば体重が減ると勘違いしているに違いありません。

　物事には「勘違い」がつきものです。専門家であっても、勘違いしたまま感染対策を実施していることがあります。その一つが多剤耐性菌対策としての「スタッフのコホート」です。

　病院内で多剤耐性菌のアウトブレイクが発生した場合、標準予防策および接触予防策の遵守を徹底するとともに、「患者のコホート」をします。多剤耐性菌を発症もしくは保菌している患者を集団隔離するのです。このような感染対策の強化にも拘わらずアウトブレイクが収拾できない場合には「スタッフのコホート」を実施することを考慮します[1]。「スタッフのコホート」では特定の看護スタッフを多剤耐性菌患者のケアのみに専任として指定します。そのスタッフは他の患者のケアをすることはできません。

> **Point**
> 接触予防策や「患者のコホート」などの多剤耐性菌対策を実施しても、アウトブレイクを収拾できない場合には「スタッフのコホート」を実施することがある。これは特定の看護スタッフを多剤耐性菌患者のケアのみに専任として指定することである。

　もし、「スタッフのコホート」を実施するならば、スタッフに「スタッフのコホート」についての正しい情報を提供しなければなりません。誤解を残したままコホートすると不安を与えてしまうからです。

　スタッフに「今日から、あなたは多剤耐性菌の患者のみを担当してください。その他の患者は担当する必要はありません。これは多剤耐性菌が病棟で拡散することを防ぐためです」と告げたら、彼らはどう思うでしょうか？　おそらく、その心中には「何故、私が??　私は耐性菌に感染したくない。自宅の家族に耐性菌を伝播させたくない！」と思うのではないでしょうか？　特に、自宅に幼児や免疫不全の家族がいれば、なおさら心配になります。その結果、「スタッフのコホート」に従事したくないと決断してしまうかもしれません。

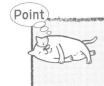

> **Point**
> 「スタッフのコホート」を実施する前には正しい知識をスタッフに提供しなければならない。さもなければ、スタッフは不安を感じる。

　「スタッフのコホート」の目的は、「スタッフが多剤耐性菌患者をケアする⇒スタッフが多剤耐性菌を手指や衣類に付着させる⇒そのまま気づかずに別の患

者をケアする⇒多剤耐性菌を伝播させる」という感染経路を遮断することです。決して、「スタッフが多剤耐性菌患者をケアする⇒多剤耐性菌がスタッフに感染して、体内で増殖する⇒そのまま気づかずに別の患者をケアする⇒多剤耐性菌を伝播させる」という感染経路を防ぐということではありません。

　これらの相違がおわかりになったでしょうか？　「スタッフが多剤耐性菌を手指や衣類に付着させる」と「多剤耐性菌がスタッフに感染して、体内で増殖する」の違いです。すなわち、スタッフが「多剤耐性菌の配達人」になって多剤耐性菌を伝播することを防ぐのであって、スタッフが「多剤耐性菌の培地」になって多剤耐性菌を伝播することを防ぐためではないのです。

> 「スタッフのコホート」の目的は、スタッフが手指や衣類に病原体を付着させたまま患者間を移動して、病原体を伝播することを防ぐことである。スタッフが感染して曝露源になって病原体を伝播することを防ぐためではない。

　よく考えてみると当然のことです。スタッフが多剤耐性アシネトバクター、バンコマイシン耐性腸球菌、多剤耐性緑膿菌などに感染し、それらが体内で増殖して糞便などと一緒に体外に出てきたところを、スタッフが手指に付着させて、そのまま病室に戻り、手指衛生せずに患者をケアして多剤耐性菌を伝播させるということはまずありません。CDCは「医療従事者が多剤耐性菌を病棟に持ち込むことは殆どない」「ときどき、医療従事者が多剤耐性菌を持続的に保菌していることがあるけれども、何らかの要因が存在しない限り、これらの医療従事者が病原体を伝播することは殆どない」と言っています[1]。医学的知識を持っているプロであるからこそ、知らず知らずの間に身についた感染予防の技術が、医療従事者が感染源になることを防いでいるのです。ただし、慢性

鼻副鼻腔炎、上気道感染、皮膚炎を合併すると、病原体が伝播しやすくなるので注意しましょう[1]。

> **Point**
> 患者は多剤耐性菌の曝露源になることがあるが、医療従事者が多剤耐性菌の曝露源になることは殆どない。医学的知識を持っているプロだからである。

大切なことなので、もう一度しつこく説明させてください。

手指衛生を実施し、個人防護具を装着しても、うっかりして手指衛生が不十分になっていたり、偶発的に個人防護具を汚染してしまうことがあります。そのような状況を介して、多剤耐性菌が患者から患者に伝播することを防ぐために「スタッフのコホート」をするのです。決して、医療従事者が感染して体内で増殖し、そして他の患者に伝播させるといった感染源になることを避けようというものではありません。

[文献]
1) CDC. Management of multidrug-resistant organisms in healthcare settings, 2006.
http://www.cdc.gov/hicpac/pdf/guidelines/MDROGuideline2006.pdf

テレビドラマに生花が戻ってくる日

病院の生花禁止

　昔はテレビドラマなどで、主人公が入院している場面では、花や果物が患者のベッドの周辺に置かれていました。生花が病室に置いてあるのは普通のことでした。そして、メロンは高価な果物だったので、病気のときにしか食べられない果物というイメージが残っています。

　とにかく、病室に花というのはごく普通のことだったので、病院によっては、花を販売する店や自動販売機が院内にありました。しかし、生花を院内で見かけることは次第に減少し、とうとう、ネットには「『お見舞いギフト』市場が激変！？　病院の"生花禁止令"拡大」という記事さえ目につくようになったのです。多くの病院が生花や造花の持ち込みを禁止したからです。

　本当に生花を病棟に持ち込んではいけないのでしょうか？　昔は見舞客にとって必須のアイテムだったのに、現在は禁止だなんて、どのような異変があったのでしょうか？

　私が記憶している限り、生花を避けようとしていたのは、昔は血液病棟だけだったと思います。ただし、すべての病院の血液病棟が持ち込み禁止をしていたのではなく、持ち込み禁止の病院もあれば、持ち込み可の病院もあったと思います。結局、どちらでもよかったようです。

　そのようにどちらでもよい状況から、「絶対に禁止！」という状況になったきっかけは、おそらくCDCが2000年に公開した「造血幹細胞移植患者における日和見感染予防のためのガイドライン」かと思います[1]。このガイドラインには

「現在まで植物や生花が造血幹細胞移植患者での真菌感染を引き起こしたとの報告はないけれども、殆どの専門家は造血幹細胞移植患者の病室に鉢植え植物およびドライフラワーもしくは生花を許可しないことを推奨している。これはアスペルギルス属が土壌、表面から分離されるからである」と記載されています。

2003年の「医療施設における環境感染制御のためのガイドライン」でも免疫不全患者がいる区域（造血幹細胞移植病棟など）では花や鉢植え植物を除去することは論理的であると記載されています[2]。しかし、このガイドラインでは「免疫のある患者のケア区域に植物が存在することによって医療関連感染の危険性が増加するという根拠は皆無である」と記述し、免疫不全患者がいなければ、生花の持ち込みについては肯定的です。ただし、下記のような予防策を実行することを奨めています。

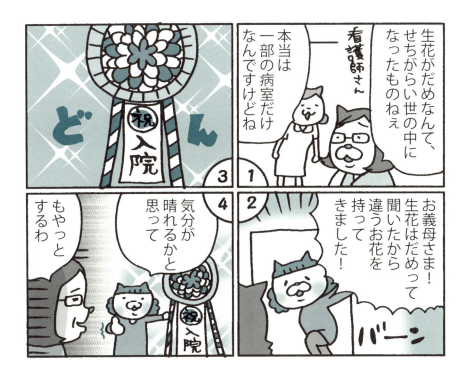

- 花や鉢植え植物のケアをするのは患者に直接接しないスタッフに限定する。
- このような対応が困難であれば、花を取り扱うときは手袋を装着するようにアドバイスする。
- 植物を扱ったあとは手を洗う。
- 花瓶の水は隔日に交換して、水は患者の周辺環境から離れた流し台に捨てる。
- 使用後は花瓶を洗浄・消毒する。

　実際は、日常的に多忙なスタッフが患者家族や面会者が病室に持ち込んだ生花や鉢植え植物まで世話することは不可能なので、患者の家族にお願いしたいと思います。

　CDC ガイドラインによると、生花が禁止される場所は造血幹細胞移植患者の病室です。それが、いつのまにか病院全体に拡大してしまったのです。これは反省しなければなりません。

　入院患者は病気によって、精神的にも肉体的にもダメージを受けています。それと戦うためには精神的な安定が必要です。生花や鉢植え植物は心に安らぎを与えます。もちろん、それらによって患者が侵襲性肺アスペルギルス症に罹患する可能性があるならば病室に持ち込むことを禁止するのは理にかなっています。しかし、それ以外の患者にまで生花禁止を拡大することは生活の質（QOL：Quality of Life）を低下させてしまうのではないでしょうか？

> **Point**
>
> **生花は造血幹細胞移植患者が入室している防護環境（無菌室）に持ち込むことは避ける必要があるが、その他の病室や病棟には持ち込んでも構わない。**

造血幹細胞移植患者が入室している防護環境には「生花は禁止！」とし、それ以外の病室や病棟では「持ちこみ可能！」とするのがよいと思います。もちろん、患者には生花に触れたら手指衛生をしましょうといった啓発は必要です。早く、昔のようにテレビドラマで病室に生花が飾られる日が戻ってきてほしいものです。

［文献］
1) CDC. Guidelines for preventing opportunistic infections among hematopoietic stem cell transplant recipients.
http://www.cdc.gov/mmwr/PDF/rr/rr4910.pdf
2) CDC. Guidelines for environmental infection control in health-care facilities.
http://www.cdc.gov/hicpac/pdf/guidelines/eic_in_HCF_03.pdf

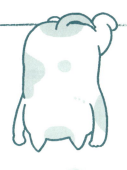

[2] 血液・体液曝露

リスクの違いによって、対応は異なる

HBVワクチン

　世の中、リスクによって対応が異なるといったことがよく見受けられます。その代表が自動車保険ではないでしょうか？　交通事故を起こすリスクによって保険料が異なるのです。若い人では事故発生率が高いので保険料は高くなっています。20歳以下でも運転できる全年齢保障は最も高く、21歳以上、26歳以上、30歳以上、36歳以上などと運転者の年齢を引き上げてゆくと、保険料は安くなってきます。また、走行距離が延びれば事故発生率も増加することもあり、走行距離が短ければ保険料は安くなります。業務使用、通勤や通学、レジャーや日常使用などの条件も保険料に大きく影響します。このようなリスク別に対応を変えるといった手法は感染対策でも実施されています。それはHBVワクチンです。HBVワクチンの接種後の対応はリスク別となっています。

Point　HBVワクチンの接種後の対応はリスク別となっている。

　2016年10月から、HBVワクチンが定期接種となり、生後1歳未満のすべての乳児に接種されるようになりました。毎年、誕生した子どもが接種されてゆくのですから、将来はすべての人々が接種されるということになります。この

ような素晴らしいHBVワクチンの接種について考えていたら、面白いことに気づきました。

これまで、HBVワクチンは病院感染対策や母子感染予防として使用されてきました。海外赴任の人々も渡航前に接種してきました。また、CDCは透析患者や糖尿病患者にも接種を強く推奨しています。そして、生後1歳未満の乳児への定期接種が加わったのです。

病院感染対策として医療従事者や透析患者に接種したときには、3回目の接種後1〜2ヵ月が経過したところでHBs抗体を検査します。しかし、幼児にHBVワクチンを3回接種したあとにはHBs抗体を検査しません。渡航ワクチンの接種後でも、HBs抗体検査は実施しないのです。面白いと思いませんか？

これはHBVへの曝露の危険度が関連しています。HBVは日常的な生活で感染することはありません。食物、水、食器の共有、授乳、抱擁、キス、握手、咳、くしゃみを介しては感染しないのです。もちろん、剃刀や歯ブラシをHBV感染者と共有したり、針や注射器を共有して薬剤を使えば、感染することはありますが、通常の生活で感染することはないのです1)。

HBVは通常の日常生活では感染しない。

しかし、医療従事者ではそうはいきません。HBVに感染した医療従事者を調査してみると、その殆どが針刺しをしていませんでした2, 3)。また、感染した医療従事者の3分の1がHBV感染患者をケアしたことを思い出すに過ぎないのです4, 5)。すなわち、無自覚の曝露によってHBVに感染してしまうことがあるのです。それは、HBVは環境表面に1週間は生き続け、そこに触れた皮膚の引っ掻き傷や擦り傷などから体内に侵入するからです6)。

> **Point** 医療従事者は日常的な医療行為によってHBVに感染することがある。

　それでは、渡航者についてはどうなのでしょうか？ アフリカの国々のようにHBVの蔓延度の高い地域に長期滞在するのであれば、HBVに曝露する危険性は増加します。同じ渡航者であっても、長期旅行、慢性疾患、高齢者、医療従事者、ハイリスク活動をする人々ではHBVワクチンを接種してほしいのです[7]。輸血のスクリーニング検査を実施していない国があり、そこで交通外傷などで輸血されると感染する可能性があるので、その他の旅行者も接種してほしいと思います。

> **Point** 海外渡航者は一般人よりもHBVに感染するリスクが高いので、HBVワクチンを接種しておく必要がある。

　このように渡航者は一般の人々よりもHBVに曝露する危険性が高いですが、医療行為をするわけではないので、医療従事者ほどの危険性はありません。危険性に順番をつけるとすれば、「一般人＜渡航者＜医療従事者」ということになります。
　ここに糖尿病患者と透析患者を追加したいと思います。
　糖尿病患者は血糖測定のためにフィンガースティック器具によって、日常的に指から採血しています。そのため、指の皮膚には常時、小さな傷口が存在するということになります。そのような患者がドアノブなどの環境表面に触れれば、そこに付着しているHBVが傷口から体内に入り込んでくる可能性がある

のです。逆に、糖尿病患者がHBVに感染していれば、指の傷口に付着している微量な血液によって環境表面をHBVで汚染させてしまうのです。HBVは感染性が高く、しかも環境で安定しているので、このような問題が発生するのです。HBVは肉眼では見えないほどの血液で汚染されている医療器具を介しても伝播します。そのため、血糖測定などに用いた器具を患者間で共有することによっても感染することがあるのです。

糖尿病患者は血糖測定のために、日常的に指の皮膚に小さな傷口を作り出している。その傷口から、環境表面に付着しているHBVが患者の体内に侵入することがある。また、HBVに感染している糖尿病患者は、傷口に付着しているHBVによって環境表面を汚染することがある。

糖尿病患者での急性B型肝炎の罹患率は非糖尿病者と比較すると、23～59歳で2.1倍、60歳以上では1.5倍となります。HBc抗体の陽性率は18歳以上で60％高くなります。また、糖尿病患者の急性B型肝炎は致死率が高いことも知られています[8]。

糖尿病患者はHBVに感染するリスクが一般人よりも高く、重症化しやすい。

特に、長期医療施設では糖尿病を合併している患者の割合が高いので、HBVのアウトブレイクが発生しやすいことが知られています。実際、1996年

以降に米国の長期医療施設において29件のHBV感染の集団発生がみられ、それにはナーシングホームや生活補助施設が含まれていました。このうち、25件においては、血糖測定されている糖尿病の成人が含まれていたのです[8]。

Point　長期医療施設では糖尿病を合併している患者の割合が高いのでHBV感染のアウトブレイクが発生することがある。

　透析患者もHBVについてハイリスクな集団です。
　透析室は一般病棟よりも血液飛散が発生しやすいハイリスクな環境です。透析室では頻繁にシャント部を穿刺することから、血液が周辺に飛散して、環境表面や機器の表面にHBVが付着している可能性があります。HBVは環境表面でも安定しており、1週間生き残っています。医療従事者が手袋を装着していても、そのような環境表面に触れてしまえば、手指にHBVが移動し、そのような手指でシャント部の穿刺を行うと、HBVが患者の体内に入り込む危険性があるのです（図3）。更に、透析患者は免疫不全なので、HBVワクチンによってHBs抗体を獲得しても、年月とともに、それを急速に失ってゆきます。透析患者はHBVに最も感染しやすい集団であるといえます。

Point　透析患者はHBVに最も感染しやすい集団である。

　これらを総合すると、HBV感染のリスクは、「一般人＜渡航者・糖尿病患者＜医療従事者＜透析患者」という順番になります。CDCは渡航者や糖尿病患

```
          患者AのHBs抗原陽性血液
                    ↓
          手袋、鉗子、器械などの表面
         （HBVは環境表面に7日間生き続ける）
                    ↓
          新しい手袋に替えてもスタッフが
         環境表面に触ってHBVを手に付着させる
                    ↓
         患者Bの刺入部位にHBVを付着させる
```

図3　透析室におけるHBVの伝播経路

	接種後の HBs抗体検査	HBs抗体低下後の ブースト	HBV感染の リスク
一般人	不要	不要	低い
渡航者	不要	不要	↓
糖尿病患者	不要	不要	
医療従事者	必要	不要	
透析患者	必要	必要	高い

図4　一般人（渡航者および糖尿病患者を含む）と医療従事者と透析患者のHBVワクチンコースの違い

者であっても、HBVワクチンの接種後のHBs抗体検査や追加接種は必要ないとしています[7, 8]。それよりも感染のリスクの低い一般人（幼児を含む）は当然のことながら、HBs抗体検査や追加接種の必要はありません。しかし、医療従事者と透析患者はリスクが高いので、HBs抗体を獲得していることを確認する必要があるのです（図4）。

Point

HBV感染のリスクは、「一般人＜渡航者・糖尿病患者＜医療従事者＜透析患者」という順番である。一般人、渡航者、糖尿病患者には接種後のHBs抗体検査は不要であるが、医療従事者と透析患者には必要である。

それでは医療従事者と透析患者にHBs抗体を測定するからには、その後のフォローはどうなるのでしょうか？　医療従事者ではHBs抗体を獲得すれば（10mIU/mL以上）、以降のHBs抗体の測定は必要なく、年月の経過とともに、HBs抗体が10mIU/mL未満に低下しても追加接種は必要ありません[6]。しかし、透析患者ではHBs抗体を毎年検査して、10mIU/mL未満に低下したら、追加接種が必要です[9]。これはHBs抗体が低下した透析患者のなかで、HBVキャリアになった人がいるからです。

医療従事者ではHBs抗体が10mIU/mL未満に低下しても、追加接種は必要ないが、透析患者では追加接種する。

［文献］

1) CDC. Hepatitis B FAQs for health professionals. http://www.cdc.gov/hepatitis/HBV/HBVfaq.htm
2) Callender ME, et al. Hepatitis B virus infection in medical and health care personnel. Br Med J 1982；284：324-6.
3) Chaudhuri AKR, Follett EAC. Hepatitis B virus infection in medical and health care personnel［Letter］. Br Med J 1982；284：1408.
4) Garibaldi RA, et al. Nonparenteral serum hepatitis：Report of an outbreak. JAMA 1972；220：963-6.
5) Rosenberg JL, et al. Viral hepatitis: An occupational hazard to surgeons. JAMA 1973；223：395-400.
6) CDC. Guidelines for the management of occupational exposures to HBV, HCV, and HIV and Recommendations for postexposure prophylaxis. http://www.cdc.gov/mmwr/PDF/rr/rr5011.pdf
7) CDC. Travelers' health：Hepatitis B. http://wwwnc.cdc.gov/travel/diseases/hepatitis-b
8) CDC. Use of Hepatitis B vaccination for adults with diabetes mellitus: Recommendations of the Advisory Committee on Immunization Practices（ACIP）. http://www.cdc.gov/mmwr/PDF/wk/mm6050.pdf
9) CDC. Recommendations for preventing transmission of infections among chronic hemodialysis patients, 2001. http://www.cdc.gov/mmwr/PDF/rr/rr5005.pdf

奥の手

HBs抗体を獲得できない医療従事者がHBVに曝露したとき

　何事も、「奥の手」を準備しておかなければなりません。「熊の手」（食べると美味しい手）や「猫の手」（忙しいときに借りたい手）ではありません。「奥の手」です。これさえ準備してあれば、何かあったときに適切かつ迅速に対応できるのです。ここでお見せする「奥の手」はHBVワクチンを接種したにも拘わらず、HBs抗体を獲得できない医療従事者がHBVの針刺しを経験したときに役立つ対策です。

　医療従事者はHBVに感染する危険性のあるハイリスク集団です。病院は採血したり、外傷治療をしたりという血液曝露が頻繁にみられる環境です。そのようなハイリスクな環境に長時間勤務するのですから当然のことと思います。そのため、是非ともHBVワクチンを接種してHBs抗体を獲得しておきたいものです。

　しかし、すべての医療従事者が接種後にHBs抗体を獲得できるわけではありません。一部の人は1コース（3回接種）したにも拘わらず、HBs抗体が10mIU/mL未満のままです。この場合、抗体産生の低い人を「低応答者（low responder）」、抗体産生がみられない人を「無応答者（nonresponder）」といいます。何も誘因がないにも拘わらず抗体産生がみられない人を「一次性無応答者（primary nonresponder）」といい、免疫抑制薬などで抗体産生がみられない人を「二次性無応答者（secondary nonresponder）」といいます。

Point
ワクチンを接種したにも拘わらず、抗体産生の低い人を「低応答者」、抗体産生がみられない人を「無応答者」という。何も誘因がないにも拘わらず抗体産生がみられない人を「一次性無応答者」といい、免疫抑制薬などで抗体産生がみられない人を「二次性無応答者」という。

　HBVワクチンは1コースとして3回接種（0, 1, 6ヵ月）します。この場合、40歳未満であれば90％以上の人が10mIU/mL以上のHBs抗体を獲得できます。しかし、40歳以上の人ではHBs抗体を獲得できる人の割合が90％未満となり、60歳までになると75％程まで低下します。喫煙、肥満、遺伝的要因、免疫抑制状態もまた、HBVワクチンへの免疫反応を低下させることが知られています[1]。

　HBVワクチン1コースにてHBs抗体を獲得できなくても、まだ諦める必要はありません。そのような人の25～50％が1回の追加の接種によって抗体を獲得できるからです。3回接種すれば44～100％の人がHBs抗体を獲得できるのです。この場合、1コース目のあとのHBs抗体価が測定可能であるものの低値（1～9mIU/mL）の人はHBs抗体を全く獲得できない人よりも反応が良好なことが知られています[1]。

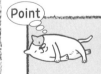

Point
HBVワクチン1コース（3回接種）にてHBs抗体を獲得できない場合は2コース目を実施する。

　2コース目の接種後、1～2ヵ月で実施したHBs抗体検査が10mIU/mL未満だった人は一次性無応答者であると考えられます。ただし、稀にHBV感染者

のこともあるのでHBs抗原は検査しておく必要があります。2コースの接種にも拘わらず、HBs抗体を獲得できなかった人に3コース目を実施することについては、予防接種諮問委員会（ACIP：Advisory Committee on Immunization Practices）は推奨していません[2]。

Point
HBVワクチン2コースを接種してHBs抗体を獲得できなくても、3コース目は実施しない。

それならば、HBs抗体を獲得できなかった医療従事者がHBVの針刺しした場合はどうしたらよいのでしょうか？　この場合、1コースしか完了していなければ、抗HBsヒト免疫グロブリン（HBIG: hepatitis B immune globulin）を1回投与して、2コース目のHBVワクチン（3回接種）を開始します。そして、HBIGのHBs抗体が検出されなくなってから（通常、HBIG投与の4〜6ヵ月後）、HBs抗体を測定します。2コースの接種にも拘わらずHBs抗体を獲得できなかった医療従事者での針刺しではHBIGを1ヵ月の間隔を空けて2回投与します。この場合、HBVワクチンは使用しません[1]。

Point
HBVワクチンを接種してもHBs抗体を獲得できない医療従事者がHBVに曝露した場合には、HBVワクチンとHBIGを組み合わせて対応する。

［文献］
1) CDC. Immunization of health-care personnel：Recommendations of the Advisory Committee on Immunization Practices（ACIP）.
   http://www.cdc.gov/mmwr/pdf/rr/rr6007.pdf
2) CDC. A comprehensive immunization strategy to eliminate transmission of hepatitis B virus infection in the United States：Recommendations of the Advisory Committee on Immunization Practices.
   http://www.cdc.gov/mmwr/PDF/rr/rr5516.pdf

神経を使う場所が違う?

HIV感染対策

　もし、新幹線に長時間乗車しているときには、眼をギンギンに開けて、前を注視しているけれども、車を運転するときには殆ど居眠りする人がいたらどう思いますか？「神経を使う場所が違うだろ！」と言われるのではないでしょうか？　やはり、車を運転しているときには、歩行者や対向車などに衝突しないように、しっかりと前を確認してほしいと思います。新幹線では短距離ならば寝ていては寝過ごす可能性があるので、起きていたほうがよいと思いますが、何時間も乗車するならば、多少寝ても構わないし、ボーッとしていてもよいと思います。もちろん、横を向いていても構いません。このような当然のことが臨床現場で実施されていないことを見かけることがあるのです。一例をお見せしましょう。それはHIV感染対策です。

　1996年にプロテアーゼ阻害薬が利用できるようになってからHIV感染症の治療は各段に向上しました。現在は、1日1錠を飲めばよいという合剤もあり、副作用もかなり減少しています。その結果、HIV感染者の血中のウイルス量は大きく減少し、リアルタイムPCRにて検査感度以下になることを数多く経験します。

Point 抗HIV薬は飛躍的に進歩しており、HIV感染者の血中のウイルス量を大きく減少させることができるようになった。

　外来採血室などでの採血時に針刺しが発生し、曝露源の患者が通院中のHIV感染者であったとしましょう。この場合、殆どの感染者が抗HIV薬を内服していることから、血液中のHIVは著明に減少しています。そういった血液での針刺しは抗HIV薬を内服していない人の血液と比べて、感染の危険性はグンと減少するでしょう。

　CDCが1985～2013年における医療従事者のHIVの職業感染について報告していますが、これによると米国では1999年以降は医療従事者が職業曝露によってHIV感染することは殆どなくなっています[1]。この報告では「HIVの職業感染の確定例」を「HIV陽性の曝露源の人に曝露し、曝露の後にHIV抗体が陽性化したという記録がある人」と定義されています。もちろん、曝露した時点での曝露源の患者がHIV抗体陽性であること、曝露した医療従事者がHIV抗体陰性であることが確認されている必要があります。

　結局、29年間（1985～2013年）に、確定例58人が確認されていますが、1999年以降は、2008年に1人にHIV感染が確認されたに過ぎません（**図5**）。この症例はHIV培養をしていたときに針刺しをした検査技師であり、臨床現場での針刺しによる感染ではありませんでした。このように、医療行為によってHIVに感染することは20年前と比較して格段に減少しているのです。

Point 1999年以降、米国では臨床現場でHIVに職業感染した医療従事者はいない。

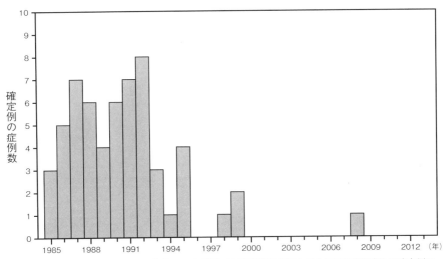

1985〜2013年の期間にCDCに報告された米国での医療従事者におけるHIVの職業感染の確定例の症例数を棒グラフで示している。この期間では、58人の確定例が報告されている。

CDC. Occupationally acquired HIV infection among health care workers — United States, 1985-2013 より

図5　CDCに報告されている医療従事者におけるHIVの職業感染の確定例の症例数―米国（1985〜2013年）

　ここでHIV感染症の自然経過を述べてみます（**図6**）。CD4細胞数とHIVウイルス量を見てください。感染してから数週間は、CD4細胞数は一過性に減少し、HIVウイルス量は大きく増加します。これを「急性感染期」といい、感染者の2/3がインフルエンザ様症状を呈します。発熱や咽頭痛といった症状です。その後は症状は消失し、ウイルス量は減少します。これを「無症候期」といいます。この時期は全く症状がないので、感染者は職場や学校に通勤・通学します。そして、このまま数年が経過すると、HIVウイルス量は再び増加し、CD4細胞数は減少して免疫不全となり、エイズを発症するのです。そして、抗HIV薬が投与されないと殆どの患者は死亡するのです。

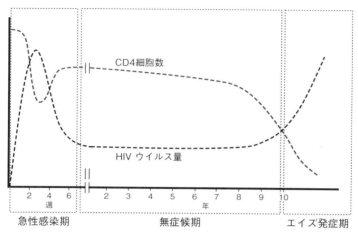

図6　HIV感染症の自然経過

HIV感染の自然経過は「急性感染期」「無症候期」「エイズ発症期」がある。「急性感染期」と「エイズ発症期」のHIVウイルス量は多い。

　現在は、抗HIV薬によってHIVウイルス量は大きく減少し、CD4細胞数は増加して免疫が回復します。その結果、HIV感染者/エイズ患者は再び日常生活を送ることができるのです（**図7**）。
　ここで「神経を使う場所が違うだろ！」という感染対策を実施している病院があることをお話しします。
　ときどき、エイズ拠点病院やエイズ中核拠点病院からHIV感染者/エイズ患者の治療依頼があったとき、「当院はHIV感染者は診療できない」とか「感染対策が整っていないので診療できない」と言って、診療を避けようとする病院があります。このような紹介患者はHIVが検査されて陽性であることが確認

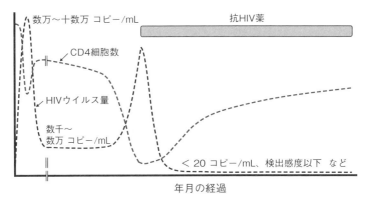

図7　HIV感染症の臨床経過

され、かつ、抗HIV薬にて血中のHIVウイルス量が激減していることも確認

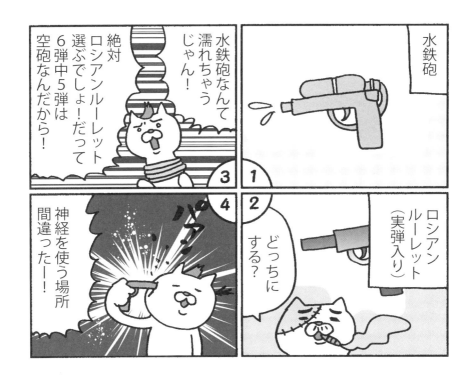

されている患者です。それにも拘わらず、そのような患者の手術や透析などは避けたいと言うのです。

　一方、一般外来や救急外来には多数の患者が受診し、頻繁に採血しています。交通外傷では観血的な処置がなされています。そのような患者の殆どはHIV検査が実施されておらず、HIV感染の有無は不明です。そのなかには、急性感染期のHIV感染者も受診しています。急性感染期では発熱、咽頭痛、頭痛といったインフルエンザや伝染性単核球症のような症状がみられ、血液には高濃度のウイルスが流れています。すなわち、針刺ししたときには、大変危険な曝露となるのです。それにも拘わらず、点滴のための留置針の挿入や採血を素手で行ったり、血液飛散から身を守るためのガウンやゴーグルを装着しないなど、血液曝露に無頓着な医療従事者がいるのです。

　何を言いたいかというと、「HIVウイルス量が著明に減少している患者」の診療は避けようとしているけれども、「急性感染期で血中のウイルス量が著増している患者」の採血や観血的処置には個人防護具も装着せずに無頓着に診療している医療従事者がいるということです。やはり、エイズ拠点病院やエイズ中核拠点病院からの紹介患者は快く受け入れて、適切な医療を提供し、救急外来などでは標準予防策を遵守して血液・体液曝露を防ぐというのが大切と思います。これが「神経を使う場所の正しい」感染対策なのです。

> **Point**
> HIV感染者/エイズ患者の診療を回避する努力ではなく、標準予防策を徹底する努力が、感染対策として大切である。

[文献]
1) CDC. Occupationally acquired HIV infection among health care workers – United States, 1985-2013.
   http://www.cdc.gov/mmwr/preview/mmwrhtml/mm6353a4.htm

朗報は早く受け取りたい

HIV曝露後のフォローアップ期間の短縮

　プロ野球が好きな人は自分が応援している球団の優勝が決まりそうなときには、ソワソワするのではないでしょうか？　決まった瞬間には応援団と一緒に祝いたいことでしょう。少なくとも、優勝したら、その直後に結果を知りたいと思います。翌朝でよいということはありません。

　国家試験の合格発表でも、合格の自信のある人は結果を早く知りたいのではないでしょうか？　ネットで掲示してある合格番号の公示のなかに、自分の受験番号があるかどうかを発表直後に確認することでしょう。発表している場所に直接行って確認する人もいるかもしれません。翌日まで待つことはないと思います。このように朗報はすぐにでも知りたいものです。

　HIVに曝露したあとに、HIVの曝露後フォローアップしている人は、自分が感染しているのではないかと、何ヵ月も心配しています。しかし、ここで朗報です。これまではフォローアップ期間は6ヵ月でしたが、4ヵ月に短縮されたのです。HIV検査の結果の判定が2ヵ月前倒しになったのです。これについてお話しします。

　HIVの曝露後フォローアップでは、HIV抗体検査を実施して、陽性になっていないかの監視をします。これまでは、曝露時のベースライン検査のあと、6週間後、12週間後、6ヵ月後に検査してきました。しかし、現在のHIV検査はHIV抗原／抗体の両者を測定できる第4世代となっているのでフォローアップ期間を短縮できるのです。

第1世代および第2世代のHIV検査はHIV1-IgGおよびHIV1/2-IgGの測定であり、感染してから最短50日で陽性化しました。第3世代ではHIV1/2-IgG+IgMが測定されるので、感染後は最短22日で陽性化をみることができました。これに加えて、HIV1p24抗原も検出するのが第4世代です。第4世代検査ではHIV感染後は最短17日で陽性化を検出できます[1]。そのため、6ヵ月のフォローアップ期間を4ヵ月に短縮できるのです（図8）[2]。ただし、HIVおよびHCVの両方に感染している患者の血液での針刺しによってHCVに感染した人にはHIVのフォローアップを曝露後12ヵ月後まで延長しなければなりません[2]。

Point
HIVの曝露後フォローアップ期間が6ヵ月から、4ヵ月に短縮された。

Point
HIVおよびHCVの両方に感染している患者の血液での針刺しによってHCVに感染した人にはHIVのフォローアップを曝露後12ヵ月後まで行う。

　フォローアップ期間が6ヵ月から4ヵ月に短縮できることは、曝露した人にとって大変喜ばしいことです。フォローアップ中は自分の症状に敏感でなければなりません。発熱、発疹、筋肉痛、倦怠感、不快感、リンパ節腫大といった症状が見られたら、急性HIV感染症についての検査が必要となります。冬季であればインフルエンザや感冒が流行するので、それらに罹患した場合でも急性HIV感染症ではないかと心配になってしまいます。

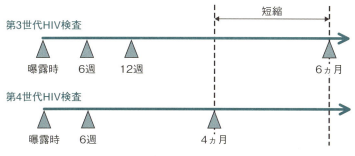

図8　HIV曝露後のフォローアップ期間

　また、フォローアップ中はHIVの感染の可能性は少なくても、二次感染を防ぐための行動制限（禁欲やコンドーム使用など）が指導されます。血液、血漿、臓器、組織、精子の提供もできません。授乳中の女性がハイリスクの曝露

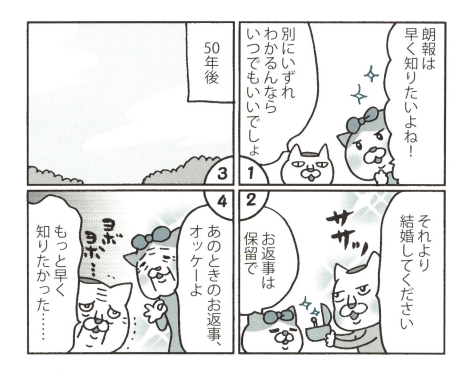

をした場合には授乳を中止しなくてはなりません。このような行動制限が求められる期間が6ヵ月から4ヵ月に短縮できることは喜ばしいことです。朗報は早く受け取りたいものです。そして、HIVに感染していないことを確認したら、行動制限を解除するのです。

[文献]
1) エイズ治療・研究開発センター：HIV感染症の診断
  http://www.acc.ncgm.go.jp/doctor/010/010/diacrisis.html
2) PHS. Updated US Public Health Service guideline for the management of occupational exposures to human immunodeficiency virus and recommendations for postexposure prophylaxis. Infect Control Hosp Epidemiol 2013; 34(9)：875-92.

本当のリスクはそこではない。別のところにある！

梅毒

　「本当のリスクはそこではない。別のところにある！」ということを経験することがあります。例えば、夫婦喧嘩です。喧嘩したときに妻から危害を加えられるというリスクは通常ありません。しかし、それ以降、食事を作ってもらえないというリスクがあります。料理が全くできない男性からすれば死活問題です。

　多くの人々が心配しているから、そこにリスクが必ずあるということはなく、多くの人々が知らないところに本当のリスクが潜んでいることがあるのです。臨床現場でも「本当のリスクはそこにはない。別のところにある！」といった感染症があります。それは「梅毒」です。

　昔は手術や内視鏡検査の前などの感染症検査にはHBV, HCV, HIVに加えて梅毒が実施されていました。現在でも実施している医療施設があるかもしれません。ときどき、梅毒検査陽性の患者の血液が付着した針で針刺しをしたときにはどうしたらよいのかという質問を受けることがあるので、やはり梅毒検査を実施しているのでしょう。

　梅毒検査が陽性であれば、その人は必ず、性交渉などで他の人に梅毒スピロヘータを感染させるであろうと思っている人がいますが、そうではありません。梅毒は「皮膚病変のある人」もしくは「症状がなくても、感染してから1年以内の人」だけが他の人に感染させることができるのです。それ以外の人は梅毒検査が陽性であっても感染性はありません。

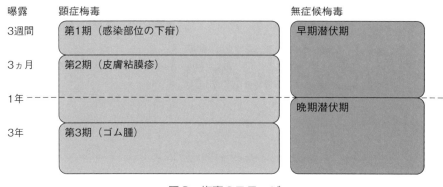

図9 梅毒のステージ

梅毒には「顕症梅毒」と「無症候梅毒」があります（**図9**）。「顕症梅毒」というのは症状がある梅毒ということです。これには感染してから3週間ほどでみられる「第1期」、感染してから3ヵ月ほどでみられる「第2期」、そして感染後3年程経過してからの「第3期」があります。「第1期」では梅毒スピロヘータが侵入した部位に下疳がみられます。「第2期」では皮膚に梅毒疹がみられます。そして、「第3期」ではゴム腫などがみられます[1]。

「無症候梅毒」は早期潜伏期と晩期潜伏期があります。前者は感染してから1年未満の時期です。後者は1年が経過してからということになります。

これら「顕症梅毒」と「無症候梅毒」のなかで、他の人に梅毒を伝播できるのは顕症梅毒の第1期と第2期および早期潜伏期です[1]。すなわち、「皮膚病変がみられる時期」もしくは「感染してから1年未満の時期」ということになります。第3期および晩期潜伏期の梅毒患者には感染性はありません。

Point

梅毒が感染者から他の人に伝播するのは、顕症梅毒の第1期と第2期および早期潜伏期のみである。

過去には梅毒に感染したドナーの血液を輸血されることによって梅毒トレポネーマが伝播したという事例がありました[2,3]。特に、顕症梅毒1期および2期では、梅毒トレポネーマが血液中に流れているので、針刺しによって梅毒に感染する危険性を心配する人もいます。しかし、針刺しによって梅毒が医療従事者に伝播したという報告はありません。針刺しによる梅毒感染は理論的な可能性があるというだけなのです[4]。実際の感染の報告はないのです。

Point　針刺しによって梅毒が医療従事者に感染することはない。

　それでは診療行為によって梅毒に感染することはないのでしょうか？　実は、医療従事者が梅毒に職業感染した事例はあるのです[4]。梅毒患者の皮膚病変、口腔内や生殖器の粘膜病変に素手で触れることによって感染が発生しています。すなわち、感染部位の下疳、2期梅毒の粘膜斑、扁平コンジロームには感染性があるので注意が必要です。3期梅毒のゴム腫については梅毒トレポネーマの量が極めて少ないので、感染の心配はありません[4]。

Point　梅毒患者の皮膚病変や粘膜病変に無防備に触れることによって、梅毒に感染することがある。

　従って、診療しているときに患者の皮膚病変に触れるならば、標準予防策として手袋を装着する必要があります。もし、梅毒患者の皮膚病変に素手で触れてしまったら、ペニシリンによる曝露後の予防内服を考慮しても構いません[4]。この場合のフォローアップとして、曝露した人は曝露直後のベースライン検査

を実施し、そして、12週後に再度検査するのです[4]。

[文献]
1) CDC. Sexually transmitted diseases treatment guidelines, 2015.
   http://www.cdc.gov/mmwr/pdf/rr/rr6403.pdf
2) De Schryver A, Meheus A. Syphilis and blood transfusion：A global perspective. Transfusion 1990；30：844-7.
3) Owusu-Ofori AK, et al. Transfusion-transmitted syphilis in teaching hospital, Ghana.
   https://www.ncbi.nlm.nih.gov/pmc/articles/PMC3310592/
4) CDC. Sexually transmitted diseases（STDs）：Manual of tests for syphilis - selected chapters
   https://www.cdc.gov/std/syphilis/manual-1998/

[3]
インフルエンザ

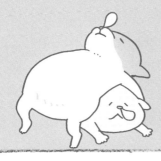

贔屓（ひいき）の引き倒し

卵アレルギーとインフルエンザワクチン

「贔屓（ひいき）の引き倒し」という諺があります。この意味は「贔屓が度を過ぎると、かえってその人を不利にする」ということです。私たちはインフルエンザワクチンの接種対象者として、これまで「卵アレルギーの人」を特別扱いしてきました。余りにも特別に扱いすぎて、かえって「卵アレルギーの人」を不利な状況に追い込んでいたのです。これについては、反省しなければなりません。

皆が「卵アレルギーの人」を特別扱いしているなかで、自分だけが通常の扱いをすることはなかなか難しいことです。そのため、周囲の医療機関が「卵アレルギーの人」を特別扱いしているのを真似て、これまでインフルエンザワクチンを接種してこなかったのです。

ところが、2016年8月にCDCから「卵アレルギーの人」を特別扱いすることを止めようという勧告が出されました[2]。初めてそれを読んだとき、「凄い！ここまで言うか？」「何と思い切ったことを言うのだろう！」と驚きました。それについて解説したいと思います。

インフルエンザワクチンを製造するためには、卵の中でウイルスを増殖させる必要があるので、ワクチンには極々微量ですが、卵の成分が混入しています。そのため、卵アレルギーの人に接種すると重篤な副反応がでるのではないかと心配され、接種が躊躇されることがありました。

インフルエンザワクチンの接種を希望して受診した人を問診していると、「子

どもの頃、卵アレルギーと言われたことがありますが、接種してもよいですか？」「先月、卵料理を食べたとき、蕁麻疹が出たのですが、接種しても大丈夫でしょうか？」などと聞かれることがあります。そのようなとき、「インフルエンザワクチンには微量ながら卵成分が混入しているので、接種後にアナフィラキシーを引き起こしたら大変だ！」と心配になってしまいます。結局、念のために「接種は見合わせておきましょう」などと判断されることが多かったのです。

　このような判断は「当日のみの逃げ切りの判断」といえます。どういう意味かと言うと、接種を見合わせることは、その場しのぎの対応であり、それによって来年以降、益々、接種しにくくなるからです。もし、接種を希望して受診した人が「昨年は卵アレルギーがあるからといって、接種を見合わされました。今年は接種してもよいですか？」と言われれば、そこで勇気をもって接種することは極めて困難です。毎年毎年、接種が敬遠されれば、さらに接種することが困難になってゆきます。

　合併症の全くない日常的に元気な人が接種できないというならば、それは何とか許容されるかもしれません。しかし、慢性閉塞性肺疾患の患者、がん患者、高齢者といったインフルエンザに罹患した場合に重症化するような人々が接種できないというのはとても心配です。本当に、接種できない体質ならば、仕方のないことでしょう。しかし、接種できる体質であるにも拘わらず、念のために接種を「残りの人生」で見合わせるということは極めて残念なことと思います。

　このようなインフルエンザと卵アレルギーの問題について、CDCは5年間かけて2段階で、卵アレルギーの人にも接種するように勧告を強めてきました。まず、2011年8月に、接種希望者には「アレルギーなく、軽く調理した卵（スクランブルエッグなど）を食べることができるか？」と質問し、食べることができれば、卵アレルギーであると申告されても、ワクチンを接種して構わないとしました[1]。そして、卵もしくは卵を含んだ食物を食べた後に、蕁麻疹のみを経験したことがある人にも接種は可能であるとつけ加えたのです。しかし、「心臓血管系変化（血圧低下など）」「呼吸苦（喘鳴など）」「胃腸症状（吐き気/嘔

吐など)」「エピネフリンを必要とした反応」「救急治療を必要とした反応」を経験したことがある人については、接種する前に更なる評価を受けるためにアレルギーの専門家に相談することとしていました。この段階では、「基本的には卵アレルギーでも接種しても構わないが、重症アレルギーでは接種を見合わせる」という方針となっていました。

2016年8月、CDCは卵アレルギーの人への接種についての勧告を修正しました。「卵アレルギー」と「インフルエンザワクチンアレルギー」を切り分けたのです（**図10**）。すなわち、これまでは「卵アレルギーの人」の中に「インフルエンザワクチンを接種してはならない人」が含まれているという前提であったのが、「卵アレルギーの人」と「インフルエンザワクチンを接種してはならない人」は別物であるとしたのです。

これまで通り、卵を食べたところ蕁麻疹を経験した卵アレルギーの人には接種できます。ここでCDCは思い切った勧告として、卵を食べたところ「血管浮腫、呼吸困難、意識朦朧、繰り返す嘔吐などを経験した人」「エピネフリンなどの救急医療行為を必要とした人」にも接種してもよいとしたのです[2]。ただし、インフルエンザワクチンを接種したところ、重篤なアレルギー反応を経験したことがある人にはワクチンは禁忌であるとしました。

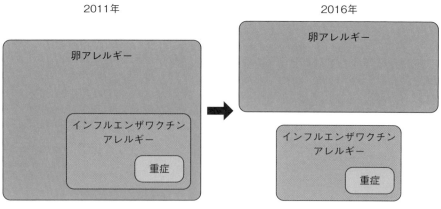

図10　卵アレルギーとインフルエンザワクチンアレルギー

> **Point**
> 2011年、CDCは卵アレルギーであっても、軽く調理した卵を食べることができるならばインフルエンザワクチンを接種しても構わないが、重篤な反応を経験した人には接種を見合わせるとした。2016年、CDCは重症卵アレルギーの人にも接種して構わないとした。

どうでしょうか？　明らかに「卵アレルギーの人」と「インフルエンザワクチンを接種してはならない人」を切り離していますね。もちろん、CDCは思いつきでこのような勧告をしたのではありません。エビデンスに基づいて勧告したのです。エビデンスには様々なものがあるのですが、最も印象的だったのは、カナダでの不活化インフルエンザワクチンの研究のレビューです。4,172人の卵アレルギーの人（513人に重症アレルギー反応の既往あり）に、3価不活化インフルエンザワクチンが接種されているのですが、誰もアナフィラキシーは発生しなかったのです。

もともと、インフルエンザワクチンの接種後のアナフィラキシーは極々稀なのです。2,510万回以上の接種（インフルエンザワクチンに限定しない）でのアナフィラキシーは33症例でした。これは100万回の接種当たり、1.31件の割合です。740万回以上の接種で、アナフィラキシーは10件という報告もあります。

このような勧告を紹介すると、「これまでインフルエンザワクチンを接種できなかった卵アレルギーの人にも安心して接種できるようになったんだ！」と思われる方もいるかもしれません。もともと、卵アレルギーはインフルエンザワクチンの接種の禁忌ではなかったのです。接種要注意者の1つなのです（**表1**）。これは「接種の判断を行うに際し、注意を要する者」ということです。

（1） 心臓・腎臓・肝臓・血液の疾患など
（2） 接種後2日以内の発熱・発疹など
（3） 過去の痙攣の既往など
（4） 免疫不全の既往など
（5） 呼吸器疾患など
（6） 鶏卵・鶏肉アレルギーなど

表1　インフルエンザワクチンの接種要注意者

Point

卵アレルギーの人はインフルエンザワクチン接種の禁忌ではなく、接種要注意者の1つである。

　これまでも、心臓疾患、腎臓疾患、肝臓疾患、血液がん、気管支喘息の患者にはインフルエンザワクチンが接種されてきました。そして、卵アレルギーだけが、特別扱いされてきたのです。しかし、今後は卵アレルギーも同列に扱いましょうということなのです。

　インフルエンザワクチンに限らず、すべてのワクチンの接種後には重症ワクチンアレルギーについて観察しなければなりません。接種後の観察が大変重要なのですが、観察時間は短いほうが集団接種の場合は有利です。CDCは接種後の観察時間も短縮しました[2]。これまでは「アレルギー反応の症状をみるために接種後30分は観察すべきである」と勧告していましたが、それを削除し、被接種者が気を失ったときに怪我する危険性を減らすために、「接種後15分は観察しましょう」としたのです。

Point すべてのワクチンの接種のあとは、15分間は観察する。これは被接種者が気を失ったときに怪我する危険性を減らすためである。

　これまで、インフルエンザワクチンを接種すべき人々が卵アレルギーの可能性があるとのことで、接種の機会を与えられないということが数多くありました。CDCが根拠を持って「重篤な卵アレルギーの人にもインフルエンザワクチンを接種しても構わない」と勧告したことによって、多くのハイリスクの人々がインフルエンザワクチンの恩恵を受けることができるようになったのです。

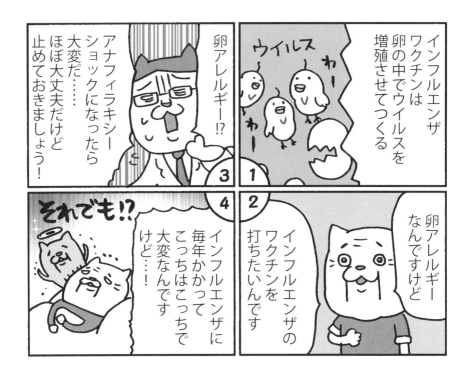

［文献］
1) CDC. Prevention and control of influenza with vaccines：Recommendations of the Advisory Committee on Immunization Practices（ACIP），2011.
   http://www.cdc.gov/mmwr/pdf/wk/mm6033.pdf
2) CDC. Prevention and control of seasonal influenza with vaccines：Recommendations of the Advisory Committee on Immunization Practices– United States, 2016-17 influenza season.
   http://www.cdc.gov/mmwr/volumes/65/rr/pdfs/rr6505.pdf

大型宝くじが当たったら、どうしよう！

ノイラミニダーゼ阻害薬と妊婦

　「明日、宝くじを買うつもりだけど、万が一、1等が当たったら、3億円の賞金になる。どうしたらいいんだ！　泥棒に入られるから、セキュリティーを申し込まなければいけない。また、嬉しそうな顔をすると、職場の同僚に知られて、たかられるかもしれない。ポーカーフェイスの練習をしなければ…」などと心配して、実際にセキュリティーシステムを契約して、ニヤニヤ顔を封印する訓練をしている人がいたら、どう思いますか？　おそらく、「そんなの根拠のない心配だ！　心配し過ぎだろ！」「第一、宝くじの1等なんか、当たるわけないだろ！」などと思われるのではないでしょうか？　根拠のない心配をすることによって、不適切な対応をすることは避けるべきと思います。

　これと似た状況にインフルエンザに罹患した妊婦へのノイラミニダーゼ阻害薬があります。妊婦がインフルエンザに罹患した場合、是非ともノイラミニダーゼ阻害薬を内服してほしいのですが、「薬の副作用によってお腹の赤ちゃんにダメージが与えられるかもしれない。だから、内服は遠慮しておきます」ということでノイラミニダーゼ阻害薬を辞退する妊婦がいます。妊婦が内服するかどうかを迷っていても、夫が副作用を心配して、内服しない方向に持って行ってしまうこともあります。ノイラミニダーゼ阻害薬の内服をしないという決断の根拠など、どこにもないのに、安易な決断がなされてしまうのです。

　これについて、CDCの「インフルエンザの治療および予防における抗ウイルス薬の使用に関する産科医療従事者のための勧告」を紹介したいと思います[1]。

2009-2010年のインフルエンザシーズンでのデータによると、ノイラミニダーゼ阻害薬にて早期に治療された女性は集中治療室に入室することも、死亡することも少なかったのです。ノイラミニダーゼ阻害薬（オセルタミビルおよびザナミビル）には催奇形性がないというデータもあります。すなわち、これらの薬剤は妊婦に禁忌ということはなく、インフルエンザに罹患したときには内服すべき薬剤なのです。
　もともと、妊婦はインフルエンザによる重症合併症および死亡についてハイリスクです。免疫系、呼吸器系、心臓血管系システムの妊娠中の変化によって、インフルエンザは妊婦を重症化させることがあるのです。出産（流産も含む）後であっても、その後2週間まではインフルエンザ関連合併症の危険性が高いのです。

妊婦および出産（流産も含む）後2週間までの女性はインフルエンザによる重症合併症および死亡についてハイリスクである。

　そのようなことから、妊婦や出産（流産も含む）後2週間以内の女性はインフルエンザに罹患したら、ノイラミニダーゼ阻害薬による治療が推奨されます。この場合、周辺地域でインフルエンザが流行していれば、臨床的にインフルエンザと診断した段階で、ノイラミニダーゼ阻害薬を開始しても構いません。インフルエンザ迅速検査が陰性であるからといって、ノイラミニダーゼ阻害薬の開始を遅らせてはいけません。迅速インフルエンザ診断検査が陰性であってもインフルエンザを除外できないからです。現時点では、妊婦でのインフルエンザ治療にはオセルタミビル（タミフル®）が好まれています。発熱は胎児にはリスクとなるので、妊婦の発熱は治療すべきです。この場合、アセトアミノフェンが最適です。

> **Point**
> 妊婦がインフルエンザに罹患した場合にはノイラミニダーゼ阻害薬による治療を開始する。解熱剤はアセトアミノフェンがよい。

 それでは、インフルエンザ患者に濃厚接触してしまった妊婦はどうしたらよいのでしょうか？ ノイラミニダーゼ阻害薬による予防内服をしたほうがよいのでしょうか？
 ぜひとも、予防内服してください。これは妊婦のみならず、出産（流産を含む）後2週間までの女性も含まれます。濃厚接触とはインフルエンザの患者をケアしたり、同居したり、インフルエンザの患者の口や鼻から飛び出した飛沫を吸い込んだ可能性が高い状況（面と向かって会話をすることなど）のことです。妊婦の予防内服では全身性吸収のないザナミビル（リレンザ®）が好まれますが、喘息などの呼吸器系に問題のある女性ではオセルタミビルを用います。

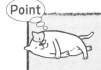

> **Point**
> 妊婦がインフルエンザに曝露した場合にはノイラミニダーゼ阻害薬による予防内服を開始する。出産（流産を含む）後2週間までの女性も同様である。

 ここで、予防内服を処方するときに、患者に伝えてほしいことが2つあります。
 1つ目は、予防内服したとしても、インフルエンザが発症するのを100％抑え込むことはできないことです。予防内服をすると、「もう、決してインフルエンザにならない！」と思い込む人がいるからです。
 2つ目は、予防内服が終了すると予防効果はなくなることです。「予防内服を継続しているときには、インフルエンザの発症予防の効果があるかもしれない」ということは理解されます。しかし、飲みきったあとにも効果が持続している

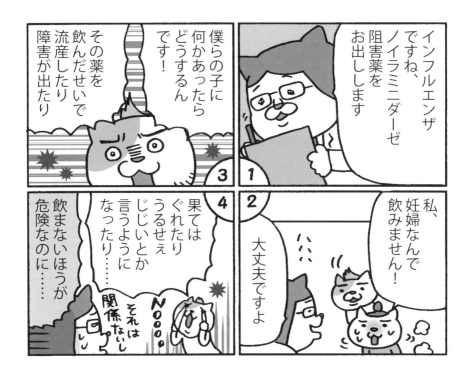

と思っている人が多いのです。予防内服をしているときや終えたあとにインフルエンザのような症状がみられたら、迅速に受診するように啓発してください。

> **Point**
>
> ノイラミニダーゼ阻害薬による予防内服をしていても、インフルエンザの発症を100%抑え込めない。また、予防内服は内服しているときのみ有効で、内服が終了したら効果は消失する。

［文献］

1) CDC. Recommendations for obstetric health care providers related to use of antiviral medications in the treatment and prevention of influenza.
http://www.cdc.gov/flu/professionals/antivirals/avrec_ob.htm

[4] ノロウイルス

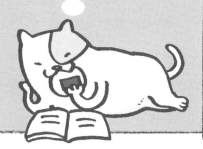

ノロウイルスドリンク

ノロウイルスの免疫期間

　乳酸菌が入った飲料が販売されています。とても美味しいので多くの人々が毎日飲んでいます。酵母入りビールもあります。このビールを特に好んで嗜んでいる人は数多くいます。それでは、ノロウイルス入りのドリンクは如何でしょうか？　ノロウイルスを含んでいる飲料水なので、下痢や嘔吐をするかもしれません。しかし、美味しいかもしれないので、是非とも試してみてください。ノロウイルス胃腸炎に罹患している患者から下痢便をもらい、それを薄めて飲むだけなので簡単に用意できます。

　多くの人は、ノロウイルスドリンクは遠慮したいと思うでしょう。しかし、実際にそのようなことを実行した研究がありました[1]。この研究では、チャレンジ（ノロウイルスを飲ませること）および再チャレンジを12人のボランティアに実施し、症状、空腸生検、血清抗体を評価しました。最初のチャレンジでは、6人に胃腸炎が発生し、残りの6人は無症状でした。24～42ヵ月後に再チャレンジしたところ、1回目のチャレンジで胃腸炎になった6人は再度、胃腸炎を発症したのですが、胃腸炎にならなかった6人には再び胃腸炎はみられず空腸病変も発生しませんでした。このような事実によって2つのことが明らかとなりました。「ノロウイルスは既感染者に免疫を与えない」「ノロウイルスに感染しない人がいる」ということです。

> **Point** ノロウイルスは既感染者に免疫を与えない。そして、ノロウイルスに感染しない人がいる。

　その後、胃腸炎を2回経験した4人のボランティアに2回目の胃腸炎の4～8週間後に3回目のチャレンジを行ったのです。その結果、1人に胃腸炎が発生したものの、3人は発生しませんでした。すなわち、ノロウイルスに感染した場合、長期（24～42ヵ月）の免疫はつかないけれど、短期（4～8週間）の免疫は獲得されるということになります。

> **Point** ノロウイルスは長期の免疫を与えないが、短期の免疫を与えることができる。

　この研究によって、2つの型の免疫（短期と長期）があることが示唆され、血清抗体以外の要因もノロウイルスの免疫に重要であることが示されました。CDCはガイドラインのなかで「短期の免疫は数週間程度であろう」と記載しています[2]。

　このような短期免疫を利用して、CDCは興味深い記述をしています。それは「アウトブレイクが終息するまでは、アウトブレイクを引き起こしているノロウイルスに最近感染して回復したスタッフが、症状のある患者のケアをすることが最も望ましい」というものです[2]。

　アウトブレイクが発生したときに、スタッフも巻き込まれることがあります。スタッフがノロウイルス胃腸炎を発症した場合は休務しますが、下痢と嘔吐が治癒してから48時間が経過すれば就労が可能です。このようなスタッフがノロウイルス胃腸炎の患者をケアしても、短期免疫によってウイルスから守られ

ているので安心なのです。

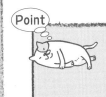

> **Point** ノロウイルスのアウトブレイクが発生した場合、ノロウイルス胃腸炎による休務から復帰したスタッフが感染患者をケアするのが最も望ましい。

　この対策を応用すると、「ノロウイルスのアウトブレイクが発生すると、ノロウイルス胃腸炎の患者が隔離される。その患者が下痢と嘔吐が治癒してから、48時間が経過したら、ノロウイルス胃腸炎の患者が入室している大部屋に戻してもよい」ということになります。冬季に病棟が満床になって、個室が利用

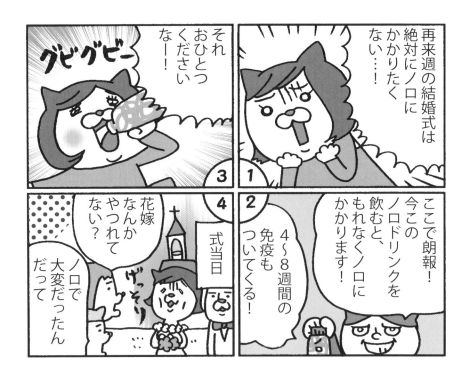

できないときにはこのような方策を採用すると良いかもしれません。

　通常、ノロウイルス胃腸炎の患者は下痢と嘔吐が治癒してから、48時間が経過したら隔離解除となりますが、心臓血管系、自己免疫、免疫抑制、腎臓障害などを合併している患者では下痢やウイルス排出が長期化することがあるので、隔離期間を延長します。2歳未満の幼児も、ウイルス排出が遷延して環境を汚染させるので、症状が改善してから5日経過するまで隔離します[2]。

Point

ノロウイルス胃腸炎は下痢と嘔吐が治癒してから、48時間が経過したら隔離解除してよい。ただし、心臓血管系、自己免疫、免疫抑制、腎臓障害などを合併している患者では隔離期間を延長する。2歳未満の幼児も症状が改善してから5日経過するまで隔離する。

［文献］
1) Parrino TA, et al. Clinical immunity in acute gastroenteritis caused by Norwalk agent. N Engl J Med 1977；297(2)：86-89.
2) CDC. Guideline for the prevention and control of norovirus gastroenteritis outbreaks in healthcare settings.
http://www.cdc.gov/hicpac/pdf/norovirus/Norovirus-Guideline-2011.pdf

舌と砂糖

ノロウイルスの感染力

　皆さんは一粒の砂糖を舌において、それが砂糖であると判断できますか？あまりにも量が少ないので、何も感じないのではないでしょうか？　少なくとも、自信を持って砂糖であると断言することは難しいと思います。もちろん、舌が極めて敏感な人は認識できるかもしれませんが…。

　病原体が感染症を引き起こすためには、一匹の病原体が体内に入り込めば感染が成立することはありません。ある程度の数の病原体が侵入して、やっと感染症が引き起こされるのです。手術部位感染を引き起こすために必要な微生物の数について、CDCは手術部位感染ガイドラインにおいて、「手術部位が組織1グラム当たり10^5個以上の微生物で汚染されると手術部位感染の危険性は大きく増大する。しかし、その部位に異物が存在すると、感染症を引き起こすのに必要な微生物の菌数はかなり少なくなるであろう（例、絹糸が組織に存在すると組織1グラム当たり100個のブドウ球菌）」と記述しています[1]。ヒトの体組織が異物の存在で感染症に極めて脆弱になるといっても、組織1グラム当たり100個というレベルは必要ということです。

　それでは、ノロウイルスについてはどうでしょうか？　実は、ノロウイルスは極めて感染力が強く、僅か18個のウイルスで感染できるのです[2]。留め針の頭に付着しているほどのウイルス量であれば、1,000人以上の人々を感染させるのに十分なのです（図11）[3]。物凄い感染力とは思いませんか？

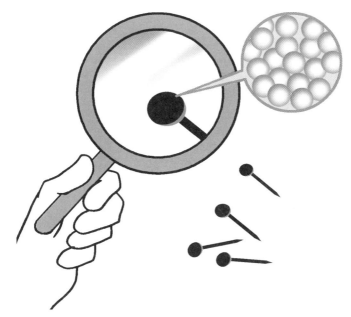

図11 トメ針の頭に付着しているほどのウイルス量で
1,000人以上の人々を感染させるのに十分

**ノロウイルスは感染力が極めて強い。18個の
ウイルスで感染症を成立させることができる。**

　このような感染力ゆえに、米国では食中毒の原因のトップがノロウイルスとなっています。食中毒の58%がノロウイルスによって引き起こされているのです[4]。そして、ノロウイルスの感染源調査によると、汚染した食物によるアウトブレイクの70%がノロウイルスに感染した食料取扱者によって引き起こされていました[5]。
　それではノロウイルスのアウトブレイクを防ぐにはどうしたらよいのでしょうか？　ノロウイルスは下記の経路にてヒトに伝播するので[2]、これらの伝播

経路を遮断するのです。

- 水媒介：ノロウイルスによる飲料水の汚染（大規模な市中アウトブレイクを引き起こす）
- ヒトからヒト：糞口感染、嘔吐物のエアロゾルの摂取、嘔吐物や汚染した環境表面からの間接曝露
- 食物媒介：ノロウイルスに感染している食料取扱者による調理や取扱い時の食料汚染

日本ではノロウイルスによる飲料水の汚染（水媒介）はまず発生しないでしょう。もちろん、海外では気をつけなければならないのですが、ここでは日本の病院感染対策としての話を進めたいと思います。

そうすると、ヒトからヒトの伝播を防ぐことになります。例えば、患者をケアしているときに、下痢便が付着している患者の手指が医療従事者の口に偶発的に入らないようにするといったことです。患者が嘔吐したときの対応も必要です。嘔吐で発生するエアロゾルにはノロウイルスが含まれているので、それを吸い込まないようにします。

CDCはノロウイルス胃腸炎の患者が入室している病室や外来処置室などで患者をケアをするときには、嘔吐物や糞便に曝露するのを避けるために、接触予防策を用いることを推奨しています[6]。この場合、嘔吐物が顔面に飛び散る危険性があればマスクおよびゴーグル、フェースシールドを用います。

> **Point**
> ノロウイルス患者のケアでは接触予防策を用いる。

Point
ノロウイルス患者が嘔吐したときには、ウイルスが含まれたエアロゾルが室内を浮遊している可能性があるので、医療従事者はサージカルマスクを装着して患者をケアする。

　嘔吐物や下痢便などによって汚染した環境表面からの間接曝露を防ぐ対策も必要です。日常的な感染対策では、環境表面の消毒は必要ありません。通常の清掃によって多くの微生物が除去されるからです。環境表面に数匹や数十匹の微生物が残存していても、感染症を成立させることはないので、気にならないのです。しかし、ノロウイルスではそうはいきません。僅か18匹で感染を成立させることができる病原体なので、通常の清掃で残存するウイルス数でも危険なのです。そのために環境を次亜塩素酸ナトリウムなどで消毒するのです。

Point
ノロウイルス胃腸炎の患者が入室していた病室の環境表面は消毒する。

　ノロウイルスに感染している食料取扱者が調理したり、食物を取扱っているときに食料を汚染することがあるので、そのようなことを防ぐ必要があります。しかし、食料取扱者の5人に1人が、嘔吐や下痢があっても業務したことがあると報告しています。これは職を失うことの恐怖や同僚に負担をかけてしまう心配がそのような判断の重要な要因となっているのです[4]。食料取扱者は嘔吐や下痢があれば上司に伝えるようにし、症状があるならば無理に職場に勤務しないようにします。

Point 食料取扱者は嘔吐や下痢があれば上司に伝えるようにし、症状があるならば無理に勤務しない。

[文献]

1) CDC. Guideline for prevention of surgical site infection, 1999.
   http://www.cdc.gov/hicpac/pdf/guidelines/SSI_1999.pdf
2) CDC. Updated norovirus outbreak management and disease prevention guidelines.
   http://www.cdc.gov/mmwr/pdf/rr/rr6003.pdf
3) CDC. Preventing norovirus outbreaks infographic.
   http://www.cdc.gov/vitalsigns/norovirus/infographic.html
4) CDC. Estimates of foodborne illness in the United States.
   http://www.cdc.gov/foodborneburden/2011-foodborne-estimates.html
5) CDC. Preventing norovirus outbreaks.
   http://www.cdc.gov/vitalsigns/norovirus/index.html
6) CDC. Guideline for the prevention and control of norovirus gastroenteritis outbreaks in healthcare settings.
   http://www.cdc.gov/hicpac/pdf/norovirus/Norovirus-Guideline-2011.pdf

塩分控えめレシピ

ノロウイルスと次亜塩素酸ナトリウム

　ネットを見ていると「塩分控えめレシピ」や「塩分控えめおせち」など塩分を抑えた食品が販売されています。「塩分が多いと血圧が上がるからあまり塩気の多い食事はとらない」と言っている人も数多くいます。食塩は健康な人でも1日男性は8g以下、女性は7g以下がよいとされていますが、長年の食習慣で濃い味になれた人にはこのような食塩量は苦痛かもしれません。とにかく、日常生活では塩化ナトリウム（塩）は嫌われ役をしています。しかし、同じナトリウムであっても、環境表面の消毒では「次亜塩素酸ナトリウム」が好かれています。

　次亜塩素酸ナトリウムは環境表面のノロウイルスを殺滅するために広く推奨されており、その効果は十分に証明されています。通常、環境表面の消毒では1,000〜5,000ppm（0.1〜0.5%）の濃度がよいとされています[1]。しかし、5,000ppm（0.5%）の次亜塩素酸ナトリウムであっても、環境表面に糞便などが付着しているとノロウイルスを殺滅できないので、消毒の前には糞便などの有機物を除いておくことが大切です。

> **Point**
> ノロウイルス胃腸炎の患者の病室の環境消毒では1,000〜5,000ppm（0.1〜0.5%）の次亜塩素酸ナトリウムを用いる。

　ときどき、病棟で毎日、次亜塩素酸ナトリウムを作成するのはマンパワー的に難しいと言われることがあります。しかし、次亜塩素酸ナトリウム溶液を作り置きすると、遊離塩素が低下して、使い物にならなくなるという心配があります。そのため、毎日の調整でお願いしたいのですが、現実はそうはいかないようです。実は「奥の手」があります。これについて、CDCは滅菌と消毒のガイドラインで面白い記述をしています[2]）。

　水道水で薄めた次亜塩素酸ナトリウムを室温（23度）で不透明なプラスティック容器に入れてpH＞8で保存すると、1ヵ月で遊離塩素のレベルは40〜50%低下する。そのため、調整してから30日目で500ppm（0.05%）の塩素を含んだ溶液を使用したいならば、調整当日に1,000ppm（0.1%）の溶液を準備すればよい。

　すなわち、設定濃度の2倍で調整しておけば、30日間の利用が可能ということになります。そこで、CDCはノロウイルスのガイドラインのなかで、「1,000〜5,000ppm（0.1〜0.5%）で作成した場合は24時間以内に使用しなければならない。しかし、濃度を2倍（2,000〜10,000ppm）にすれば保存可能となり、30日以内に使用すればよい」としました[1]）。ただし、2倍の濃度による環境表面のダメージや臭気の問題はあります。

> **Point**
> 次亜塩素酸ナトリウム溶液は毎日作成するのが望ましいが、作り置きせざるをえないならば、2倍の濃度（2,000～10,000ppm）で調整しておく。

　この「1,000～5,000ppm（0.1～0.5%）」という濃度の位置づけを確認してみたいと思います。日常の感染対策において、床などに血液が零れ落ちていた場合にも次亜塩素酸ナトリウムを用いて消毒するのですが、このときの濃度はどうだったでしょうか？　CDCは環境制御のガイドラインにおいて、血液が床などに大量に零れ落ちたときには5,000ppm（0.5%）、少量の場合は500ppm（0.05%）の次亜塩素酸ナトリウムを推奨しています[3]。すなわち、ノロウイルス対策での次亜塩素酸ナトリウムの濃度は大量～中等量の血液の零れに対する対応というイメージとなります。少し、話が逸れますが、クロイツフェルト-ヤコブ病の患者の中枢神経系組織や脳脊髄液で汚染された環境表面については20,000ppm（2%）以上の濃度で1～2時間表面を濡らすことが推奨されています[3]。

　このように、ノロウイルス対策では環境の消毒は大切なのですが、それでは病室や病棟の環境表面のすべてを消毒するのでしょうか？　そのようなことをすれば莫大なマンパワーを消耗してしまいます。やはり、感染経路になりやすい「手指の高頻度接触表面」（ドアノブや手すりなど）をターゲットとして消毒するのです[1]。

　アウトブレイクのときは「手指の高頻度接触表面」の消毒の回数を増やします。消毒はノロウイルスの汚染の少ない区域（カウンタートップ）から始めて、汚染の多い区域（トイレなど）へ移動してゆきます[1]。

> **Point**
> ノロウイルスのアウトブレイクのときは手指の高頻度接触表面の消毒の回数を増やす。そして、汚染の少ないところから、汚染の多いところに向けて消毒してゆく。

消毒薬の濃度ppm

　次亜塩素酸ナトリウムの濃度のところで、ppm（ピーピーエム）という単位が出てきますが、これはどのような単位でしょうか？　ppmは「parts per million」の略であり、100万分の1を意味しています。％（パーセント）は「ppc（parts per cent）」のことで100分の1を表します。従って、％の値に1万を掛けるとppmとなり、「1％＝10,000ppm」「0.1％＝1,000ppm」ということになります。次亜塩素酸ナトリウム0.5％は5,000ppmのことです。

［文献］
1) CDC. Updated norovirus outbreak management and disease prevention guidelines.
   http://www.cdc.gov/mmwr/pdf/rr/rr6003.pdf
2) CDC. Guideline for disinfection and sterilization in healthcare facilities, 2008.
   http://www.cdc.gov/hicpac/pdf/Disinfection_Sterilization/Pages1_2Disinfection_Nov_2008.pdf
3) CDC. Guidelines for environmental infection control in health-care facilities.
   http://www.cdc.gov/hicpac/pdf/guidelines/eic_in_HCF_03.pdf

一つのことのために、他のすべてを犠牲にしない！

ノロウイルスとアルコール手指消毒薬

　「一つのことのために、他のすべてを犠牲にしない！」などと言われると、「それは、何のことだ！」と思われることでしょう。「そうだ、そうだ、その通りだ！」という方もいるかもしれません。

　物事は総合的に判断する必要があります。何かが物凄く優れていても、他のことを犠牲にし過ぎることはよいことではありません。例えば、数学が得意で、集中的に勉強するけれど、英語や国語、社会といった科目を全く勉強しなければ、入学試験では不合格でしょう。

　新幹線の待合室で、先ごろに購入した書籍が面白く、集中的に読んでいたところ、最終列車を逃してしまったということも避けるべきです。まだまだあります。環境消毒マニアがドアノブや床、テーブルの上などを消毒薬で徹底的に消毒しようということで、物凄いマンパワーや経済を消耗するけれども、それに疲弊して手指衛生には力を注がないということも適切ではないのです。これに近いことが、ノロウイルス対策として実施されているので指摘してみたいと思います。

　通常、手指衛生ではアルコール手指消毒が第一推奨であり、手指が肉眼的に汚れていたり、蛋白性物質で汚染されていたり、血液やその他の体液が付着している場合には、石鹸と流水による手洗いを実施します。

　どうしてCDCやWHOが病院感染対策においてアルコール手指消毒を第一推奨としているのかを確認してみましょう[1, 2]。アルコール手指消毒薬は「ほ

とんどの微生物（ウイルスを含む）を殺滅できる」「短時間（20～30秒）で効果を得ることができる」「臨床現場で容易に利用できる」「皮膚に優しい」「特別な設備（上水道システム、洗面台、石鹸、ハンドタオルなど）が必要ない」といった様々な利点があります。特に、臨床現場で容易に利用でき、短時間（20～30秒）で効果を得ることができます。それゆえ、適時の手指衛生が容易にできるのです。石鹸と流水であれば、患者のケアのたびに手洗い場まで移動して、時間をかけて手洗いして、そして、ペーパータオルにて手を拭き取らなければなりません。多忙な病棟業務ではそのようなことは困難です。石鹸と流水で手洗いせよといわれれば、どうしても手指衛生の回数は減ってしまいます。そして、手荒れが増えて、感染対策のレベルはさらに低下するのです。

　このようなことから、アルコール手指消毒は極めて有効な手指衛生の手段として強く推奨されているのですが、ここで問題なのは「ノロウイルスはアルコールへの感受性が低い」ということなのです。そのため、ノロウイルス胃腸炎の患者をケアしたときには石鹸と流水にて手洗いすることが推奨されています。

　しかし、病棟で問題となっている病原体はノロウイルスのみではありません。MRSAや緑膿菌なども問題となっています。ロタウイルスなども病院感染を引き起こします。これらすべてに常時対応するには石鹸と流水ではなく、どうしてもアルコール手指消毒薬が必要なのです。ノロウイルス流行によって多忙となった臨床現場での「アルコールが利用できない状況」とは「他の病原体によるアウトブレイクが発生しやすい状況」であるともいえるのです。

　アルコールがノロウイルス対策に利用できれば何の問題もありません。しかし、CDCは「石鹸と流水による少なくとも20秒の手洗いが手指のノロウイルス汚染を減らす最も有効な方法である。アルコール手指消毒薬は補助手段として用いてもよいが、石鹸と流水による手洗いの代用とはならない」と明記しています[3]。それにも拘わらず、アルコールに一工夫すればノロウイルス対策として利用できる可能性をガイドラインに記述しているのです[3]。面白いと思いませんか？

Point

ノロウイルス対策では石鹸と流水による20秒の手洗いを行うが、アルコールに一工夫すればノロウイルス対策として利用できる可能性がある。

　ノロウイルスのために、感染対策において極めて有効なアルコール手指消毒を放棄することに後ろ髪を引かれている彼らの苦しい立場を汲んであげなければなりません。それが親切というものです。ここで、ノロウイルス対策としてアルコール手指消毒の使用の可能性を残そうとする彼らの記述をお見せします[3]）。

　石鹸と流水による20秒間の手洗いはノロウイルスを約1/5〜1/16に減らすけれども、アルコール手指消毒薬がウイルスRNAを減らすことはない。しかし、これはRNAを見ているのであって、残存ウイルスが生きているか否かの確認はできていない。

　アルコール手指消毒薬がウイルスRNAを減らすことはないからといって、ノロウイルスに無効であるとは言えない。ウイルスRNAの減少よりも、培養可能な代替ウイルスの感染価の減少をみるほうが、ヒトノロウイルスに対する手指消毒薬の有効性を評価する信頼できる手段かもしれない。

　ヒトのノロウイルスで問題なのは、培養できないことです。そのため、培養可能な代替ウイルスであるマウスノロウイルスやネコカルシウイルスを用いて研究することになります。これらの研究によると、マウスノロウイルスはエタノールに感受性があり（70％エタノール製剤は30秒でウイルスを約1/300に減らすことができる）、ネコカルシウイルスは酸性pHに感受性がありました。代替ウイルスの1つのみに有効な消毒薬よりも、両方のウイルスに有効な消毒薬のほうがヒトノロウイルスに対して有効かもしれません[3]）。

> **Point**
> ヒトのノロウイルスは培養に成功していないので、代替としてマウスノロウイルスおよびネコカルシウイルスを用いて研究されている。前者にはエタノールが有効であり、後者には酸性pHが有効である。両者に有効なアルコール手指消毒薬はヒトノロウイルスに有効かもしれない。

　ノロウイルスの流行期やアウトブレイクのときに、アルコール手指消毒薬の使用を中止して、石鹸と流水に移行すれば、ノロウイルス対策としては成功するかもしれません。しかし、ノロウイルス胃腸炎の発生を抑え込んだけれども、MRSAや緑膿菌などが蔓延したというような状況は避けなければなりません。他の病原体によるアウトブレイクが引き起こされることはあってはならないのです。

　最近、アルコールのpHを酸性に調整することによってノロウイルスへの効果を強化した手指消毒薬が利用できるようになりました。現在、ヒトのノロウイルスが培養できないので、酸性pHアルコール消毒薬がノロウイルスに有効であると言い切ることはできません。しかし、代替ウイルスの培養研究によって良好な結果がえられている製剤を用いることは「アルコールを放棄する感染対策」よりも全体的な感染対策として優れているのかもしれません。

[文献]
1） CDC. Guideline for hand hygiene in health-care settings.
http://www.cdc.gov/mmwr/PDF/rr/rr5116.pdf
2） WHO. WHO guidelines on hand hygiene in health care.
［Full version］
http://whqlibdoc.who.int/publications/2009/9789241597906_eng.pdf
［Summary］
http://whqlibdoc.who.int/hq/2009/WHO_IER_PSP_2009.07_eng.pdf
3） CDC. Updated norovirus outbreak management and disease prevention guidelines.
http://www.cdc.gov/mmwr/pdf/rr/rr6003.pdf

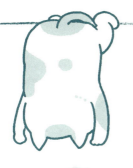

[5]
結核

自分に優しく、人に厳しい

T-スポット

　「自厳他寛（じげんたかん）」という四字熟語があります。これは「自分に厳しく、他人に優しく」という意味です。すべての人々がこのような人生方針で生活すれば世の中は丸く収まり、争いごともなくなることでしょう。

　病院感染対策も基本的には「自厳他寛」でよいと思いますが、ときには「自寛他厳」もいいのではないかと思うことがあります。それはT-スポット®.TB（以下、T-スポット）です。

　T-スポットもQFT（クオンティフェロン®TB）も、どちらもIGRA（Interferon-gamma release assay：インターフェロンγ放出アッセイ）です。ときどき、「T-スポットとQFTの違いは何だ！」と聞かれることがあるのですが、このときQFTは「自厳他寛」の検査であり、T-スポットは「自寛他厳」の検査であると回答したくなります。

　QFTは「病院に厳しく、検査会社に優しい」という検査です。そして、T-スポットは「病院に優しく、検査会社に厳しい」といった検査です。QFTの採血するときの煩雑さを思い出してください。まず、3本の採血管に血液を採取しなければなりません。しかも、単に採血するだけではなく、3本の採血量を同量にする必要があります。血液量が守られないと正しい結果が得られないのです。更に、採血後は採血管の振り方にも気をつけなければならないといった面倒なことがあります。このようにQFTは採血手技が難しく、そして、採血後に検査会社に届けるまでの時間の制約も負担となっていました。一方、T-

スポットはQFTにみられるような採血時の煩雑さはなく、検体を検査会社に届けるまでの時間的な焦りもなくなりました。しかし、検査会社では検体が届いてからの検査手順がQFTよりもT-スポットのほうが煩雑なのです。T-スポットでは細胞の数の調整が必要となるからです。

QFTに比較して、T-スポットは採血法が容易である。

　どうでしょうか？　まさしく、QFTは「自厳他寛」の検査であり、T-スポットは「自寛他厳」といえるのではないでしょうか？　これらのどちらを採用するかは病院の判断になると思いますが、私は自分の病院では心を鬼にして、「自寛他厳」であるT-スポットを用いています。検査会社の方々には大変ご迷惑をおかけしております。この場を借りて、陳謝いたします。

　それでは、QFTとT-スポットの相違についてお話しします。QFTもT-スポットもどちらも、結核菌に感染した人から得られた血液中のT細胞が結核菌抗原に曝露することによってIFN（インターフェロン）-γを放出することを利用した検査法です。そのため、T-スポットの対象者はQFTと同じと考えて構いません。QFTもT-スポットも結核菌感染の診断のための全血検査ですが、どちらも結核と潜在性結核感染を区別することはできません。

　QFTとT-スポットの大きな相違はQFTではT細胞が放出した「IFN-γの量」を測定しているのに対し、T-スポットでは「IFN-γを放出したT細胞の数」を測定していることです[1]。その他にも相違があります。採血から血液処理までの時間です。QFTでは採血後「16時間以内」に培養を開始しなければならなかったのが、T-スポットでは「32時間以内」と延長されています[2]。ただし、この場合は処理前にT-Cell Xtend®を用いて顆粒球を処置しておかなければなりません[2]。

> **Point**
> QFTではT細胞が放出した「IFN-γの量」を測定し、T-スポットでは「IFN-γを放出したT細胞の数」を測定している。

　これまで結核の検査としてツベルクリン反応（ツ反）が頻用されてきましたが、IGRAがツ反よりも有利な点にはどのようなものがあるのでしょうか？下記のような利点があります[2]。

[IGRAがツ反よりも有利な点]
- ツ反を実施すると注射日と測定日の2回の受診が必要となるが、IGRAでは1回の血液検査で完了できる
- ツ反では1回目のツ反が2回目をブーストすることがあるので、2段階検査が必要である。しかし、IGRAではブーストの心配はない。
- ツ反はBCGの影響を受けるが、IGRAは受けない。

> **Point**
> IGRAにはツ反よりも有利な点が多く、今後の結核対策として頻用されると思われる。

　IGRAが導入されたことで、ツ反は消滅するのでしょうか？　いえいえ、そうではありません。確かに、IGRAはツ反よりも高い特異度で結核感染を検出できますが、5歳未満の小児にはツ反のほうが好まれます。その理由は「幼児におけるIGRAのデータが不十分である」「幼児では採血が困難である」「幼児はINF-γの産生が低い」などが挙げられます[1]。

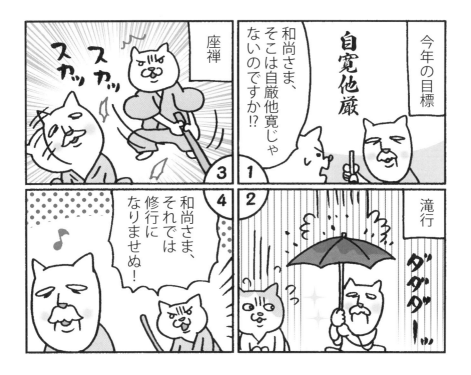

Point 5歳未満の小児にはIGRAよりもツ反のほうが好まれる。

[文献]
1) CDC. Updated guidelines for using interferon gamma release assays to detect Mycobacterium tuberculosis infection — United States, 2010. http://www.cdc.gov/mmwr/pdf/rr/rr5905.pdf.
2) CDC. TB elimination. Interferon-gamma release assays（IGRAs）– Blood tests for TB infection.
http://www.cdc.gov/tb/publications/factsheets/testing/IGRA.pdf.

正統派

薬剤感受性結核の治療

　貴方は正統派が好きですか？　それとも異端派が好きですか？　例えば、甘党の人がコーヒーを飲むときに、砂糖を入れるのが正統派です。塩を入れるのが異端派です。冬に自宅で入浴するときに、温かいお湯につかるのが正統派です。こおり水につかるのが異端派です。

　正統派でゆくのか、異端派でゆくのかはご自由にしていただいて結構です。しかし、医療については正統派が好まれます。異端派は稀に上手くゆくかもしれませんが、危険がいっぱいだからです。

　CDCは米国胸部疾患学会および米国感染症学会とともに、「薬剤感受性結核の実践治療ガイドライン」を公開しました[1]。これだけの機関が共同して作り上げたガイドラインですから、明らかに正統派です。ここで、正統派の薬剤感受性結核の治療を紹介したいと思います。なにも、驚くような治療法を紹介するわけでもなく、新鮮な治療法をお見せするわけでもありません。これまで、私たちが知っていた結核の治療を再確認するといった感じになります。

　まず、抗結核薬の組み合わせについてです。

　成人の薬剤感受性結核の治療レジメはイソニアジド（INH）、リファンピシン（RFP）、ピラジナミド（PZA）、エタンブトール（EMB）の2ヵ月の「集中治療期」、それに続くINHおよびRFPの4ヵ月の「維持治療期」です（**図12**）。但し、病原体がINHおよびRFPに感受性があるならば、EMBは必要なく、集中治療期はINH、RFP、PZAのみで治療しても構いません。

レジメ	薬剤	集中治療期 間隔と投与回数（最短治療期間）	薬剤	維持治療期 間隔と投与回数（最短治療期間）	合計投与回数の範囲	コメント	レジメの有効性
1	INH RFP PZA EMB	7日/週で56回(8週)もしくは5日/週で40回(8週)	INH RFP	7日/週で126回(18週)もしくは5日/週で90回(18週)	182～130	このレジメは新規に診断された肺結核の患者に好まれる	強い
2	INH RFP PZA EMB	7日/週で56回(8週)もしくは5日/週で40回(8週)	INH RFP	3回/週で54回(18週)	110～94	維持治療期での頻回のDOTが実施不能な状況で好まれる代替レジメである	
3	INH RFP PZA EMB	3回/週で24回(8週)	INH RFP	3回/週で54回(18週)	78	投薬が忘れられると治療不成功、再発、薬剤耐性獲得が誘導されうる	
4	INH RFP PZA EMB	7日/週で14回 その後、2回/週で12回	INH RFP	2回/週で36回(18週)	62	HIV感染者もしくは塗抹陽性や空洞のある患者では週2回レジメを使用しない。投与が忘れられた場合は、治療効果は週1回と同程度となり、劣ることになる	弱い

略語：DOT (directly observed therapy) ＝直接監視下治療、EMB (ethambutol) ＝エタンブトール、HIV (human immunodeficiency virus) ＝ヒト免疫不全ウイルス、INH (isoniazid) ＝イソニアジド、PZA (pyrazinamide) ＝ピラジナミド、RFP (rifampicin) ＝リファンピシン

Official American Thoracic Society/Centers for Disease Control and Prevention/Infectious Diseases Society of America Clinical Practice Guidelines: Treatment of drug-susceptible tuberculosis より

図12　薬剤感受性肺結核の薬剤治療レジメ

Point

薬剤感受性結核の治療レジメは2ヵ月間の「集中治療期」と4ヵ月間の「維持治療期」から成り立っている。

投与間隔については、集中治療期および維持治療期ともに内服回数は1日1回です。そして、直接監視下治療（DOT：directly observed therapy）が基本です。週5日の内服と週7日の内服の効果について比較されたことはありませんが、

これまでの十分な臨床経験に基づいて、両者は同程度の効果であると考えられています。そのため、どちらも「連日投与」と言われています。

> **Point**
> 治療レジメでの週5日の内服と週7日の内服は同等の効果であり、どちらも「連日投与」と言われる。

　集中治療期では間歇投与よりも連日投与が推奨されます。HIV感染していない人が薬剤感受性肺結核に罹患し、かつ、治療開始時に空洞がなくて塗抹陰性の場合には、週3回投与にすることは可能です。連日投与も週3回投与も、どちらも困難な患者の場合には、最初の2週間を連日投与にしておいて、その後、週2回投与に切り替えることを考慮します。ただし、週2回投与のレジメにおいて、投与が忘れられると、治療効果は劣ることになります。

　維持治療期では、薬剤感受性肺結核の場合は連日もしくは週3回投与が推奨されます。週2回投与にした場合、投与が忘れられると、治療効果は週1回と同程度となり劣ることになります。

> **Point**
> 薬剤感受性結核の集中治療期では連日投与が推奨される。維持治療期では連日もしくは週3回投与が推奨される。

Point

集中治療期であっても、条件が揃えば、連日投与から週3回投与に内服回数を減らすことができる。

　HIV感染者の肺結核についてですが、既に、抗HIV薬が投与されているHIV感染者の肺結核の治療は「INH + RFP + PZA + EMB」の2ヵ月の集中治療期と、その後の「INH + RFP」の4ヵ月の維持治療期による標準的な6ヵ月の連日投与が推奨されます。まだ、抗HIV薬が投与されていなければ、CD4細胞数が50/μL未満の患者では結核治療の最初の2週間以内に抗HIV薬を開始します。CD4細胞数が50/μL以上の患者では結核治療の開始の8〜12週までに開始します。

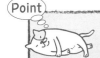

Point

HIV感染者が肺結核を合併している場合、抗HIV薬が投与されていなければ、CD4細胞数が50/μL未満の患者では、結核治療の最初の2週間以内に抗HIV薬を開始する。CD4細胞数が50/μL以上の患者では、結核治療の開始の8〜12週までに抗HIV薬を開始する。

　コルチコステロイドを併用することについて論議されることがありますが、結核性心外膜炎にコルチコステロイド治療を最初からルーチンに投与することはありません。しかし、結核性髄膜炎ではデキサメサゾンもしくはプレドニゾロンによる補助治療を最初から実施し、6〜8ヵ月かけて減量します。

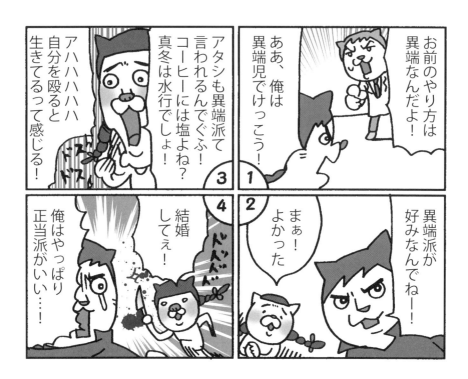

Point 結核性心外膜炎にコルチコステロイド治療を使用しないが、結核性髄膜炎には使用する。

[文献]
1) Official American Thoracic Society/Centers for Disease Control and Prevention/Infectious Diseases Society of America Clinical Practice Guidelines：Treatment of drug-susceptible tuberculosis.
http://www.cdc.gov/tb/publications/guidelines/pdf/clin-infect-dis.-2016-nahid-cid_ciw376.pdf

蛍の光

潜在性結核感染の治療

　スコットランド民謡の「蛍の光」は日本では卒業式でおなじみの歌です。その冒頭は、誰でも知っている「蛍の光 窓の雪　書（ふみ）読む月日 重ねつつ」です。そして、その意味は「蛍の光や雪に反射して窓から差し込む月の光を使って、書物を読む日々を重ねている」ということです。

　しかし、蛍の光や雪に反射して差し込んでくる月の光での読書を毎日繰り返していたら、視力が低下してしまいます。一生懸命に本を読んでいる間に視力が低下していることに気づかないというのは是非とも避けたいと思います。電気や電燈がない時代ならやむを得ないことかもしれませんが、明るい光を容易に手に入れることができる現代では蛍の光や雪の反射で本を読んではいけません。

　物事を一生懸命しているときには、何か別の問題が発生していても気づかないことがあります。問題に気づかなければ、対応されることがないので、問題は一層重篤になってゆきます。このようなことが、臨床現場で発生することがあるので気をつけましょう。それは結核に曝露したあとの「潜在性結核感染の治療」（昔は「化学予防」と呼ばれていました）でのイソニアジドの内服です。

　潜在性結核感染の治療では、イソニアジドを6〜9ヵ月という長期間、一生懸命に内服します。しかし、稀に重大な肝障害が発生することがあるので、十分な管理フォローアップが必要なのです。イソニアジドの重度有害事象がどのように発生しているかをCDCの週報から紹介しましょう[1]。

　2004〜2008年にイソニアジドの重度有害事象17人がCDCに報告されました。成人は15件（年齢中央値39歳：19〜63歳）、小児は2人（11歳と14歳）でした。結局、5人の患者（小児1人を含む）に肝臓移植が実施されました。成人5

人が死亡しており、そのなかに肝臓移植された患者1人が含まれています。小児での重度有害事象は稀ですが、やはり症例が報告はされているので油断できません。

通常、イソニアジドの重度有害事象は治療開始後2〜9ヵ月で診断されることが殆どです。しかし、17ヵ月目に診断された症例が1人報告されています。この症例では治療が繰り返して中断されたため、治療歴が17ヵ月となってしまったのです。重度有害事象17人のうち9人では3ヵ月の治療以降に重度有害事象が発生しています。過去には、重度有害事象はイソニアジドの開始後3ヵ月以内に発症するという報告がありましたが、今回の報告によって治療期間中はいつでも発生しうることが示されました。

CDCが立ち入り調査した10人の患者において、重度有害事象の症状はイソニアジド開始後1〜7ヵ月で始まっていました。しかし、7人の患者は強い倦

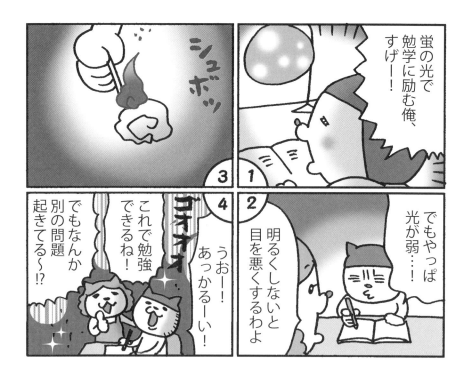

怠感、嘔吐、腹痛を経験したにも拘わらず、黄疸が発生するまで受診しなかったのです。1人の患者では、症状が出現する2ヵ月前に肝酵素が異常値を示していましたが、イソニアジドが投与されていることを知らない医師（イソニアジドを処方した医師ではない）が異常値を見つけたため、発症するまでイソニアジドが継続されてしまったのです。結局、10人中7人は、イソニアジドを処方した医師以外の医師が重度有害事象を発見しています。2人の患者は発症して3日以内にイソニアジドが中断されましたが、他の8人は発症してから少なくとも1週間経過してから中断しています。医師に指示される前にイソニアジドを中断した患者はいませんでした。

Point：イソニアジドの重度有害事象の患者は、内服中止のタイミングが遅れていた。

　結局、1人の患者ではイソニアジドを処方した医師以外の医師の診療を受けたことが診断の遅れにつながりました。そして、8人の患者は症状がみられていたにも拘わらず、イソニアジドを継続していたのです。このようなことを回避するために、患者には、症状（倦怠感、吐き気、嘔吐、腹痛、黄疸など）がみられた早期の段階で、イソニアジドを迅速に止めるべきであることを教育することが大切です。たとえ、症状が軽度であり、黄疸がみられなくても中止することが重要なのです。また、イソニアジドは一度に1ヵ月以上の処方はすべきではなく、注意深い臨床的モニタリングを組み合わせることが適切です。

Point イソニアジドによる「潜在性結核感染の治療」をする患者には、倦怠感、吐き気、嘔吐、腹痛、黄疸などの症状がみられたら、イソニアジドを迅速に止めるべきであることを教育する。

［文献］

1） CDC. Severe isoniazid-associated liver injuries among persons being treated for latent tuberculosis infection – United States, 2004-2008.
http://www.cdc.gov/mmwr/preview/mmwrhtml/mm5908a3.htm

[6] 血管内カテーテル

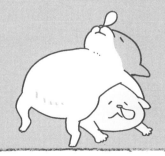

昔の名前が気にいっています

マキシマル・バリアプリコーション

　現在の日本では結婚に際して，男性または女性のいずれか一方が、必ず氏を改めなければなりません。これは民法で規定されていることです。現実には、男性の氏を選び、女性が氏を改める例が圧倒的多数ですが、女性の社会進出などによって、改氏による社会的な不便・不利益が指摘されています。そのため、選択的夫婦別氏制度（夫婦別姓制度）の導入を求める声が高まっています。選択的夫婦別氏制度は夫婦が同じ氏を名乗るという現在の制度に加えて、希望する夫婦が結婚後にそれぞれの結婚前の氏を名乗ることを選択できるという制度です。

　とにかく、姓や名称を変えることによって、物事がこれまで通りに上手く運ばなくなることがあるのは確かです。それを避けるために、従来から用いてきた名称を継続使用することもあるのです。その一つが、「マキシマル・バリアプリコーション」です。

　「血管内留置カテーテル由来感染の予防のためのガイドライン」は1996年に公開され、2002年および2011年に改訂されています。これらのなかで、CDCは一貫して中心静脈カテーテルの挿入のときには「マキシマル・バリアプリコーション」を実施することを推奨しています。ただ、マキシマル・バリアプリコーション（Maximal barrier precaution；MBP）と呼んでいるのは1996年のガイドラインであり、2002年および2011年のガイドラインでは高度滅菌バリアプリコーション（Maximal sterile barrier precaution；MSBP）と呼んでいます。

CDCが名称を変えたのですから、日本においても「高度滅菌バリアプリコーション」が用いられるべきかもしれませんが、これまで「マキシマル・バリアプリコーション」の用語が浸透してきているので、今更、変更は必要ないであろうということで、多くの専門家は「マキシマル・バリアプリコーション」を継続利用しています。

> **Point**
> 1996年の「血管内留置カテーテル由来感染の予防のためのガイドライン」で推奨された「マキシマル・バリアプリコーション」は、2002年および2011年のガイドラインでは「高度滅菌バリアプリコーション」と呼ばれるようになった。しかし、日本では「マキシマル・バリアプリコーション」という用語が引き続き使用されている。

それではどのようなときにマキシマル・バリアプリコーションを実施すればよいのでしょうか？ 1996年のガイドラインでは「中心静脈カテーテルおよび動脈カテーテルを挿入するとき」としていました。そして、2002年および2011年のガイドラインでは「中心静脈カテーテル（末梢挿入中心静脈カテーテルを含む）を挿入するとき、もしくはガイドワイヤーを用いてカテーテルを交換するとき」にマキシマル・バリアプリコーションを実施するように推奨されています[1]。肺動脈カテーテルについては滅菌スリーブを用いることが推奨されました。

> **Point**
>
> マキシマル・バリアプリコーションを実施すべきタイミングについて、1996年のガイドラインでは「中心静脈カテーテルおよび動脈カテーテルを挿入するとき」としていた。
> 2002年および2011年のガイドラインでは「中心静脈カテーテル（末梢挿入中心静脈カテーテルを含む）を挿入するとき、もしくはガイドワイヤーを用いてカテーテルを交換するとき」となり、肺動脈カテーテルについては滅菌スリーブを用いることが推奨された。

　マキシマル・バリアプリコーションは是非とも実施すべき感染対策です。多忙な業務のなかでサージカルマスク、滅菌ガウン、滅菌手袋、帽子を装着し、患者には大型無菌全身用ドレープを用いてカテーテルを挿入することは大変なご苦労です。それにも拘わらず、感染対策のためにマキシマル・バリアプリコーションを実施するのですから、その苦労をねぎらうためにも、電子カルテの看護記録には「〇〇医師によって、マキシマル・バリアプリコーション下にて中心静脈カテーテルが挿入された」と必ず記録してください。もし、多忙だからということで、マキシマル・バリアプリコーションが実施されなかったら、やはり、正直に「〇〇医師によって、マキシマル・バリアプリコーションをせずに、中心静脈カテーテルが挿入された」と記録することが大切です。多くの医師は「マキシマル・バリアプリコーションをせずに」などと記録してほしくないので、このような記録を残すようにすれば、マキシマル・バリアプリコーションの実施率は増加することでしょう。

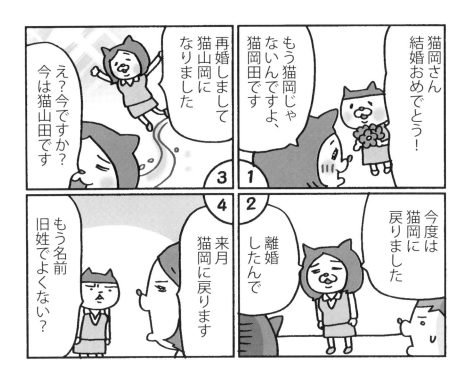

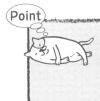

Point マキシマル・バリアプリコーションにて中心静脈カテーテルを挿入したら、必ず、診療録に記録する。

[文献]
1) CDC. Guidelines for the prevention of intravascular catheter-related infections, 2011.
http://www.cdc.gov/hicpac/pdf/guidelines/bsi-guidelines-2011.pdf

車検、
ゴールド免許の更新
血管内カテーテルおよび輸液セットの交換頻度

　隔年で、「今年は車検の年だ。2年前より車が古くなったから、車検費は少し高くなるかな？」などと気をもむ時期がやってきます。車検の有効期間は2年です。車検に車を出すときには、代車を借りて通勤するか、公共交通機関で通勤することになり、数日間は面倒な状況となります。そのため、「車検の間隔が2年から3年に延長すればよいのに！」などと思うこともあります。

　実は、車検の間隔は少し延長しているのです。乗用車の車検や点検整備は道路運送車両法によって規定されており、昔は自家用乗用車の車検の有効期間はすべて2年でした。しかし、新車については購入から初回の車検までの間隔が昭和58年に2年から3年に延長されました。また、車齢が11年を超える乗用車についても平成7年に車検の有効期間が1年から2年に延長されています。

　技術進歩のおかげで、乗用車の故障も激減し、車検の間隔をいつまでも据え置くことなどできません。車の安全が確保されるならば、今後はもっと間隔が延長されるのではと思っています。

　運転免許証についても、優良運転手については有効期間が延長されています。新規に免許証を取得した人は3年で更新です。過去5年間に1点以上の違反が2回以上あったか、6点以上の違反があった人も免許証の有効期間は3年間です。しかし、ゴールド免許証（過去5年以内に加点対象となる交通違反がない場合に与えられる）の人や過去5年間に3点以下の違反1回だけの人では5年の有効期限となっています。

このような車検や運転免許証の更新の期間は交通安全が確保されているという前提で延長されていくのですが、病院感染対策も感染症が増加しないという前提で延長することがあるのです。それは血管内カテーテルや輸液セットを交換すべき期間の延長です。

　まず、末梢静脈カテーテルの交換頻度についてです。CDCは末梢静脈カテーテルを交換すべき期間を段階的に延長しました。成人では、「48～72時間毎の交換（1996年）」「少なくとも72～96時間毎の交換（2002年）」「72～96時間毎よりも頻回にならない頻度での交換（2011年）」というように延長しました。小児については1996年での勧告はありませんでしたが、2002年および2011年のガイドラインでは「交換しない（臨床的に必要なときに限り交換する）」としています。中心静脈カテーテルについては一貫して「定期的に交換する必要はない」としています（**図13**）。

		1996年	2002年	2011年
中心静脈カテーテル		・定期的な交換はしない	・定期的な交換はしない	・定期的な交換はしない
末梢静脈カテーテル	〈成人〉	・交換 （48～72時間毎）	・交換 （少なくとも72～96時間毎）	・交換 （72～96時間毎よりも頻回にならない）
	〈小児〉	・勧告なし	・定期的な交換はしない	・定期的な交換はしない
輸液セット		・交換 （72時間毎よりも頻回にならない）	・交換 （72時間毎よりも頻回にならない）	・交換 （96時間毎よりも頻回にならない。ただし、少なくとも7日毎には交換）
		・血液製剤と脂肪： 24時間以内に交換	・血液製剤と脂肪： 24時間以内に交換	・血液製剤と脂肪： 24時間以内に交換
		・プロポフォール： 記載なし	・プロポフォール： 6もしくは12時間毎に交換	・プロポフォール： 6もしくは12時間毎に交換

図13　血管内カテーテルおよび輸液セットの交換頻度の変遷

> **Point**
> CDCは成人における末梢静脈カテーテルの交換の期間を「48〜72時間毎の交換（1996年）」「少なくとも72〜96時間毎の交換（2002年）」「72〜96時間毎よりも頻回にならない頻度での交換（2011年）」というように段階的に延長した。

> **Point**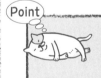
> 小児における末梢静脈カテーテルの交換頻度については、1996年のガイドラインでは勧告はなかったが、2002年および2011年のガイドラインでは「交換しない（臨床的に必要なときに限り交換する）」としている。

> **Point**
> 中心静脈カテーテルの交換については、一貫して「定期的に交換する必要はない」としている。

　輸液セットについても1996年および2002年のガイドラインでは「72時間毎よりも頻回にならないように交換する」と推奨されていたのが、2011年のガイドラインでは「96時間毎よりも頻回にならないように交換する。ただし、少なくとも7日毎には交換する」と交換の期間が延長されました[1]。ただし、血液製剤と脂肪製剤を用いた場合は、一貫して「24時間以内に交換する」となっています。プロポフォールを用いた場合については、1996年のガイドライン

では記載はありませんが、2002年および2011年のガイドラインでは「6時間もしくは12時間毎に交換する」となっています。

輸液セットの交換頻度については、1996年および2002年のガイドラインでは「72時間毎よりも頻回にならないように交換する」と推奨されていたが、2011年のガイドラインでは「96時間毎よりも頻回にならないように交換する。ただし、少なくとも7日毎には交換する」と延長された。

血液製剤、脂肪製剤を用いた場合の輸液セットの交換頻度についての変更はなく、「24時間以内に交換する」となっている。

プロポフォールを用いた場合の輸液セットの交換頻度については、1996年のガイドラインでは記載はなかったが、2002年および2011年のガイドラインでは「6時間もしくは12時間毎に交換する」と記載された。

このように血管内カテーテルや輸液セットの交換頻度が減ることは、「穿刺

回数の減少による患者の負担の軽減」「スタッフのマンパワーの節約」「病院経済の負担減少」につながります。むしろ感染対策の向上につながるかもしれません。交換するスタッフが手指衛生を完璧に実施したり、手袋を装着して交換するならば特に問題ありません。しかし、手指衛生が不十分な手指にて交換することがあるならば、交換頻度の減少によって、病原体の伝播の機会が減るので、感染対策は向上することになります。

[文献]
1) CDC. Guidelines for the prevention of intravascular catheter-related infections, 2011.
　　http://www.cdc.gov/hicpac/pdf/guidelines/bsi-guidelines-2011.pdf

カーリング技術の導入

ニードルレスシステムのアクセスポートの消毒

　冬季オリンピックではカーリング競技が行われています。これは氷上で行われるウィンタースポーツの一つです。1チーム4人で2チームが、目標とする円をめがけて交互にストーンを氷上に滑らせ、ストーンが円の中心に近づいたチームが得点を得るというものです。このとき、選手たちが一生懸命に氷の上をブラシでゴシゴシ擦っているのを見ることと思います。これは氷の表面にある直径数ミリの粒々（ペブルといいます）をゴシゴシと擦って摩擦熱で溶かし、水の膜を作り出してストーンの滑りをよくするというものです。このような氷を掃くような行為をスイープと呼ぶのですが、明らかにゴシゴシと拭いているので、「スイープ（sweep）」［掃き除ける］ではなく、「スクラブ（scrub）」［ゴシゴシ擦って洗う］と呼んでほしいものです。次のオリンピックからは是非ともお願いしたいと思います。

　この「スクラブ（scrub）」という単語が2011年の「血管内留置カテーテル由来感染の予防のためのガイドライン」で話題となりました[1]。このガイドラインでは、ニードルレスシステムのアクセスポートを適切な消毒薬で「ゴシゴシ拭く（scrub）」ことが推奨されています。70％アルコールでアクセスポートを3〜5秒間だけ拭い取っても十分に消毒されないからです。

> **Point** ニードルレスシステムのアクセスポートは適切な消毒薬でゴシゴシ拭く。70％アルコールで3〜5秒間だけ拭い取っても十分に消毒されない。

　これに関して、ガイドラインの引用文献にMenyhay SZらの報告があります[2]。そのタイトルは「ニードルレスコネクターおよびアクセスポートのアルコールによる消毒は微生物の侵入を防がないかもしれない：新しい抗菌バリアキャップの将来性」というものです。彼らは105個のニードルレスのコネクターを腸球菌10^5個で汚染させ、24時間乾燥しました。15個のコネクターは消毒せず、30個は70％酒精綿にて消毒し、60個は抗菌バリアキャップ（キャップの中のスポンジには70％イソプロピルアルコールと2％グルコン酸クロルヘキシジンが含まれている）を装着してから15分後に外しました。そして、コネクターに培養液を通過させて培養したのです。

　当然のことながら、消毒しなかったコネクター15個すべてから腸球菌が培養されました。そして、酒精綿にて消毒したコネクター30個中20個（67％）からも菌が培養されたのです。しかし、抗菌バリアキャップを装着した60個では1個（1.6％）から菌が検出されたに過ぎませんでした。この結果は、コネクターの汚染が厳しいと70％アルコールで消毒しても病原体の侵入を防ぐことができないことを示していると同時に、抗菌バリアキャップが有用であることも明らかにしました。

　ここで滅菌・消毒・洗浄の原則を思い出してください[3]。滅菌や消毒は汚れた器具をオートクレーブや消毒薬にて処理をすれば完了するというものではありません。滅菌や消毒をする前には汚れを十分に除去することが大切です。この原則はニードルレスのコネクターの消毒にも当てはまります。コネクターは患者の衣類や環境表面に頻回に接触していることから、その表面が汚れています。そこにアルコール消毒薬を接触するだけでは消毒できません。ゴシゴシと

拭きとることによって汚れを取り除きつつアルコール消毒するのです。

> **Point**
> 滅菌や消毒の前には器具に付着している汚れを除去しなければならない。これはニードルレスのコネクターの消毒にも当てはまる。

　ニードルレスシステムのアクセスポートは消毒薬を用いて「スクラブ（scrub）」することが大切です。これからアクセスポートにシリンジなどを接続するときは、カーリング競技のゴシゴシを思い出して、それに負けないように酒精綿でゴシゴシしてください。

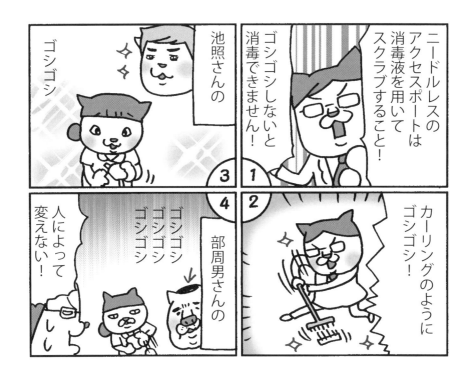

カーリング技術の導入

抗菌バリアキャップ

　米国医療疫学学会/米国感染症学会は実践的勧告として「急性期病院における中心ライン関連血流感染の予防のための戦略」を公開しており、それには「基本手技」と「特別アプローチ」の2段階の戦略が採用されています[4]。「基本手技」というのは、すべての急性期病院にて実施すべき手技であり、「カテーテルの挿入や取扱いの前の手指衛生」「中心静脈カテーテル挿入時のマキシマル・バリアプリコーション」「クロルヘキシジン・アルコール消毒薬による皮膚消毒」などが含まれています。基本手技によってもカテーテル関連血流感染が制御できないときに、特定の病棟や患者集団を対象として「特別アプローチ」を実施します。「特別アプローチ」には「消毒薬や抗菌薬を浸透させた中心静脈カテーテル」、「クロルヘキシジン浸透ドレッシング（生後2ヵ月以上の患者）」「抗菌バリアキャップ」「抗菌薬ロック」の使用が含まれています。抗菌バリアキャップはカテーテル関連血流感染の制御が困難なときに考慮すべき対策となりました。

[文献]
1) CDC. Guidelines for the prevention of intravascular catheter-related infections, 2011. http://www.cdc.gov/hicpac/pdf/guidelines/bsi-guidelines-2011.pdf
2) Menyhay SZ, Maki DG. Disinfection of needleless catheter connectors and access ports with alcohol may not prevent microbial entry：the promise of a novel antiseptic-barrier cap. Infect Control Hosp Epidemiol 2006；27：23-7.
3) CDC. Guideline for disinfection and sterilization in healthcare facilities, 2008. http://www.cdc.gov/hicpac/pdf/Disinfection_Sterilization/Pages1_2Disinfection_Nov_2008.pdf
4) SHEA/IDSA Practice recommendation：Strategies of prevent central line-associated bloodstream infection in acute care hospitals：2014 Update. Infect Control Hosp Epidemiol 2014；35(7), 753-771.

[7] ワクチン一般

シェイクスピア作「ハムレット」
妊婦・授乳婦とワクチン

　シェイクスピア作の「ハムレット」に「生きるべきか死ぬべきか、それが問題だ！（To be, or not to be：that is the question.）」という有名な一節があります。これをワクチンの世界では、「打つべきか止めるべきか、それが問題だ！」となります。妊婦へのワクチン接種について、多くの人々が迷っています。

　妊婦はお腹の赤ちゃんのために、健康にとても気を使っています。周囲の人々も気を使っています。妊婦が風疹などの感染症に罹患すると、胎児がダメージを受ける可能性があるからです。そのようなことを避けるために妊娠前にワクチンを接種します。ところが、妊娠するとワクチンによる胎児へのダメージも心配になってきます。

　妊婦にワクチンを接種してよいのでしょうか？　それとも、接種してはいけないのでしょうか？　さらに、授乳中にワクチンを接種してよいのでしょうか？　ここでは妊婦・授乳婦とワクチンについて解説します。

　まず、妊娠中に必ず言ってもいいほど遭遇するインフルエンザワクチンからお話しします。結論から言うと、インフルエンザワクチンを妊婦に接種して構いません。不活化ワクチンやトキソイドを妊婦に接種することが危険であるというエビデンスは存在しないからです。

　約2,000人の妊婦にインフルエンザワクチンを接種した研究では、ワクチンに関連した胎児への有害事象はみられませんでした。同様の結果が、出産の6ヵ月以内に接種された252人の妊婦での研究においても観察されています。むし

ろ、妊婦にはインフルエンザワクチンを接種したほうがよいのです。その理由には3つあります[1]。まず、妊婦はインフルエンザによる重篤な症状や疾患を経験しやすく、インフルエンザの重症度が増します。2つ目は母体がインフルエンザに罹患すると、胎児に神経管閉鎖不全、水頭症、心臓および大動脈弁欠損、消化管欠損、口唇裂、肢欠損が引き起こされる危険性が増大するという報告があります（ただし、そのデータは古いです）。3つ目は妊婦にインフルエンザワクチンを接種すると、母体が産生した抗インフルエンザ抗体が胎盤を経由して胎児に移行し、出産後の乳児がインフルエンザから守られます。

　ときどき、インフルエンザワクチンを第1トリメスター（第1三半期）でも接種してもよいかと聞かれることがあります。確かに、CDCは2003年までは「第2トリメスターもしくは第3トリメスターの女性に接種する」というように妊娠月数で接種を制限していました[2]。これは第1トリメスターでよくみられる自然流産と重複するのを避けるためと、伝統的に第1トリメスターを避けてワクチンを接種していたためです。しかし、2004年からは、妊娠月数を問わず、妊婦全体が接種対象となりました[3]。

Point

CDCは妊婦へのインフルエンザワクチンの接種について、2003年までは第1トリメスターの妊婦への接種を避けていたが、2004年からは、妊娠月数を問わず、接種することとした。

　HBVワクチンについても同様です。妊婦に禁忌ではありません。HBVワクチンが妊婦に接種されても、胎児への明らかな危険性はないことが示されているからです[4]。そのため、「妊娠中の医療従事者」や「配偶者がHBV感染者である妊婦」には是非とも接種してほしいと思います。

Point 妊婦には妊娠月数に関係なく、不活化ワクチンおよびトキソイドを接種しても構わない。

　今度は生ワクチンについてです。
　生ワクチンはワクチンウイルスが胎児に伝播するという理論上の危険性ゆえに、妊婦には禁忌となっています[4]。そのため、妊娠中のみならず接種後28日間は妊娠を避けるようにします。しかし、妊婦に生ワクチンが接種されたからといって妊娠中絶の理由とはなりません。妊娠3ヵ月前から3ヵ月後の期間に風疹ワクチンを接種された女性において、風疹ワクチンを接種して出産まで妊娠を継続した226人の女性の子どもには先天性風疹症候群はみられませんでした[4]。

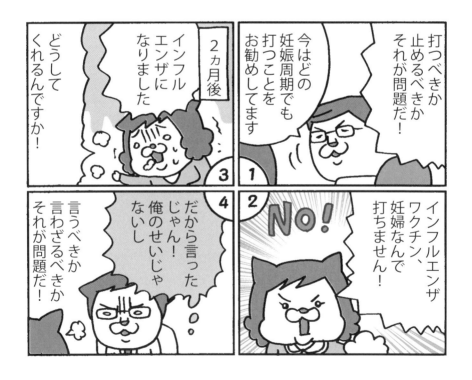

Point 妊婦には生ワクチンを接種しないが、それは理論上の危険性によるものである。

最後に、授乳中の女性への接種についてです。

授乳中の女性にワクチン（不活化ワクチン・生ワクチン）を接種しても、授乳が母子の安全を脅かすことはありません。授乳することによって、免疫に不都合な影響が与えられることもありません。従って、授乳はいかなるワクチンの禁忌にもなりません（ただし、天然痘ワクチンを除く）。風疹ワクチンを接種した女性の母乳を飲むことによって乳児が感染して軽度の発疹を呈することはありますが、重大な事例は報告されていません。従って、授乳していることは風疹ワクチンの禁忌とはなりません[5]。

Point 授乳中の母親に不活化ワクチンや生ワクチンを接種しても構わない。

［文献］

1) CDC. Prevention and control of seasonal influenza with vaccines：Recommendations of the Advisory Committee on Immunization Practices – United States, 2016-17 Influenza Season.
   http://www.cdc.gov/mmwr/volumes/65/rr/pdfs/rr6505.pdf
2) CDC. Prevention and control of influenza, 2003.
   http://www.cdc.gov/mmwr/PDF/rr/rr5208.pdf
3) CDC. Prevention and control of influenza, 2004.
   http://www.cdc.gov/mmwr/PDF/rr/rr5306.pdf
4) CDC. Guidelines for vaccinating pregnant women.
   http://www.cdc.gov/vaccines/pubs/preg-guide.htm
5) CDC. Rubella.
   http://www.cdc.gov/vaccines/pubs/pinkbook/downloads/rubella.pdf

忘年会や新年会の料理の値段は？

免疫不全とワクチン

　あなたが、病棟の看護師長から忘年会や新年会の幹事に指名されたらどうしますか？　特に、初めて幹事を経験する場合はドキドキですね。まず、宴会場の予約をとらなければなりません。費用についても確認する必要があります。このとき、一人当たりの料理の値段の相場が知りたくなります。もし、一人5万円で予約をとったら、きっと仲間から怒られることでしょう。一人500円の料理などといえば、何を食べさせられるか不安がられます。どうしても、ある程度の目安がほしいのです。

　このような場合、看護師長に「一人当たり、いくらぐらいの料理を予約すればよいですか？」とお伺いをたてることになります。そのとき、「そうねえ。4,000〜5,000円程度でいいんじゃない」などと言われると、「それが相場なんだ」と理解することになります。このような金額で予約を取れば、誰も文句を言いません。すなわち、それが宴会料理の値段の「安全な範囲」ということになります。

　このように、何かを実行するときには、「安全な範囲」を知りたくなります。それは、免疫不全の人への生ワクチンの接種にも当てはまることなのです。

　基本的には、免疫不全の人に生ワクチンを接種することは避けなければなりません。生ワクチンは正常免疫の人には安心して接種できますが、免疫不全の人に接種すると、免疫がウイルスの増殖を制御できないので、重篤な感染症が引き起こされることがあるからです。しかし、一言で「免疫不全」といっても

様々な状況があります。造血細胞移植直後の患者やエイズ患者は厳しい免疫不全なので、これらの患者に生ワクチンを接種することはできません。それでは、プレドニゾロン5mgを毎日内服している患者ではどうでしょうか？ 10mgならばどうでしょうか？ 生ワクチンを免疫不全の患者に接種してもよい「安全な範囲」を設定してもらうと助かりますね。CDCはそれを教えてくれました[1]。

まずは、ステロイドの投与量と投与期間の「安全な範囲」についてです。ステロイドの投与が下記のような場合には生ワクチンを接種することができます。

- 短期間（14日未満など）
- 少量〜中等度量（プレドニゾロン換算で1日20mg未満）
- 速効製剤による隔日の長期治療
- 生理的な投与量の継続（補充療法）
- 局所投与（皮膚、眼）、吸入、関節内や腱への注射

ステロイド治療を受けている人で生ワクチンを避けるべき線引きは「体重が10kgを超える人において、プレドニゾロン換算で2mg/kg以上または20mg/日以上を14日以上投与する」とされました。そして、ステロイド治療の終了後少なくとも1ヵ月間は生ワクチン接種を避けることが推奨されたのです。このような患者に生ワクチンを投与すると、安全性が脅かされると考えられるからです。

Point

体重が10kgを超える人において、プレドニゾロン換算で2mg/kg以上または20mg/日以上を14日以上投与されていれば、生ワクチンの接種を避ける。また、このような治療後1ヵ月間は生ワクチンを避ける。

血液悪性腫瘍（白血病など）や固形腫瘍の治療として抗がん剤治療や照射を受けている人については、それらの治療中および治療後の少なくとも3ヵ月間は生ワクチンを投与しないようにします。不活化ワクチンは接種しても安全ですが、この時期で接種すると効果が期待できないので、免疫能が戻ってから接種します。もし、この時期で接種されていれば、免疫が戻ってから再接種ということになります。

Point
抗がん剤治療を受けている人では、治療中および治療後の少なくとも3ヵ月間は生ワクチンを投与しない。

　それでは、抗がん剤や照射を受けたら、それまでワクチン接種によって獲得された免疫記憶は失われてしまうのでしょうか？　実は、抗がん剤や照射を受けても、それまでに接種されたワクチンによる免疫記憶は残っています。そのため、可能であれば「抗がん治療の開始前」「免疫抑制薬による治療の前」「照射または脾臓摘出の前」に、必要なワクチンすべてを接種しておいてほしいと思います。もし、化学療法や照射療法の前にワクチンが接種されていたならば（治療中での接種でなければ）、治療後の再接種の必要はありません。

Point
抗がん剤や照射を受けても、それまでに接種されたワクチンによる免疫記憶は残っているので、治療後の再接種は必要ない。

> **Point**
> ワクチンは抗がん剤治療や免疫療法を受ける前に、接種しておくのが望ましい。

　しかし、造血幹細胞移植の患者では、移植前に接種されたワクチンによる免疫記憶は消失します。実際、破傷風、ポリオ、麻疹、ムンプス、風疹、莢膜細菌（肺炎球菌、髄膜炎菌、インフルエンザ菌b型など）の抗体価は、造血幹細胞移植後に再接種しなければ1～4年で減少します。そのため、移植後にはこれらの病原体に対するワクチンを必ず再接種します。ほとんどの不活化ワクチンは移植後6ヵ月経過すれば接種できます。生ワクチンは移植患者の免疫が正常化していれば、移植後24ヵ月で接種できます。

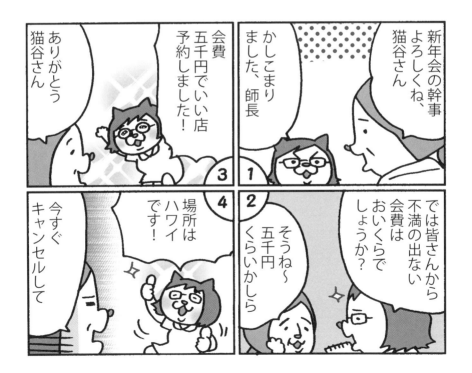

忘年会や新年会の料理の値段は？

> 造血幹細胞移植を受けた場合には、移植前に接種されたワクチンによる免疫記憶は消失するので、再接種が必要である。この場合、不活化ワクチンは移植後6ヵ月してから、生ワクチンは移植後24ヵ月してから（免疫抑制剤が継続していなければ）接種する。

［文献］
1）CDC. General recommendations on immunization.
http://www.cdc.gov/mmwr/pdf/rr/rr6002.pdf

伝言ゲーム。
メッセージは単純に！
生ワクチンの2回接種

　「伝言ゲーム」というゲームがあります。パーティーのときなどに用いられるゲームの一つです。ルールは簡単です。チーム別に一列に並び、先頭の人にある言葉を伝えます。それを、後ろの人に順々に伝えていき、最後の人に到達した言葉が先頭の人に渡された言葉と一致すれば「勝ち！」ということになります。この場合、一組のチームに「明日は晴れ」という言葉を渡し、もう一組のチームには「明日が晴れればよいが、曇りだった場合は、晴れるように祈るとともに、てるてる坊主を作ろう」という言葉を渡します。どちらチームが最後の人に正しく伝言することができるでしょうか？　もちろん、「明日は晴れ」という言葉を渡されたチームが勝つでしょう。その理由は伝言の内容が単純だからです。

　感染対策を徹底するときもメッセージは単純なものがよいと思います。すべての医療従事者に徹底するのですから、複雑なメッセージは正しく理解されません。この典型的なものに麻疹、風疹、水痘、ムンプスのワクチンの接種回数と抗体価があります。

　CDCの生ワクチンについてのメッセージは明快です。「麻疹、風疹、水痘、ムンプスのワクチンは2回接種すれば、抗体を獲得したことにする！」というものです。これは非常に明確です。抗体検査を接種のプログラムに取り入れてしまうと、「どのウイルスについては抗体価はどの程度あればよいのか？」「そのときの抗体はどの検査法（EIA法やHI法など）で測定したものを採用する

のか？」といった問題が次々と湧き上がってきます。更には、「ワクチンを2回も3回も接種したのに、抗体価が獲得できなければ、今後も接種を続けてゆくのか？」といった問題を抱える医療従事者もでてきます。

しかし、「麻疹、風疹、水痘、ムンプスのワクチンは2回接種すれば、抗体を獲得したことにする！」と宣言すれば、抗体検査は必要なくなり、抗体測定法の選択や抗体価の判断といった煩雑な対応も不要となります。抗体価の検査をしないのですから、抗体価の如何にかかわらず、ワクチンプログラムは2回接種で終了となります。

CDCは2013年6月に公開した「麻疹、風疹、先天性風疹症候群、ムンプスの予防，2013年」において、「麻疹およびムンプスについては、ワクチンの2回接種の記録があれば、抗体価が陰性もしくは確定的でなくても、追加接種の必要はない。そのような人は麻疹およびムンプスの免疫のエビデンスがあるとして考えるべきである」としています[1]。風疹ワクチンについては、「1回接種の記録があれば、風疹の抗体価が陰性もしくは確定的でなくても、追加接種は推奨しない。そのような人は風疹の免疫のエビデンスがあるとして考えるべきである」「風疹ワクチンを1〜2回接種したにも拘わらず、風疹の抗体が陽性とならなかった妊娠可能な年齢の女性には1回追加接種すべきである」としています。すなわち、風疹についても2回接種すれば完了となります。

それでは水痘についてはどうでしょうか？　水痘に関しては2007年の「水痘の予防」に記述されています[2]。もともと、CDCは水痘ワクチンの接種後の抗体検査を推奨しておらず、「水痘ワクチンの免疫反応を確認するための接種後の抗体検査は推奨しない」としています。というのは、水痘の抗体検査はワクチンが誘導する免疫を検出するには感度が不十分であり、偽陰性の結果となりうるからです。そのため、やはりワクチンの接種歴が重要であり、水痘も2回接種が推奨されています。

> **Point**
> 麻疹、風疹、水痘、ムンプスのワクチンは2回接種すれば、抗体を獲得したことにする。

　とにかく、2回接種していれば「免疫のエビデンスあり」なのですから、本当に単純明快で良いメッセージと思いませんか？　しかし、本当に「2回接種していれば、それでよい！」のでしょうか？

　ここで、2回接種の効果をみてみましょう。水痘ワクチンのデータを用いて解説してみます。米国では1996年に水痘ワクチンの1回接種が導入されました。これによって水痘はそれ以降の10年で90%減少しました。しかし、水痘のアウトブレイクが続くため、2回の接種プログラム（生後12〜15ヵ月および4〜6歳）が2006年以降に実施されました。その結果、水痘の発生は更に72%減少したのです。すなわち、91%の減少に加えて、残った発生率を更に72%減少させたのです。米国の4州（イリノイ州、ミシガン州、テキサス州、ウエストバージニア州）では、水痘発生率は1993〜1995年（ワクチン接種前）と2013〜2014年（2回接種開始後）を比較して、平均97.4%の減少がみられました[3]（**図14**）。2回接種の威力は凄いですね。

> **Point**
> 生ワクチンの2回接種の威力は凄まじい。

　それでは2回接種すれば絶対に感染しないのかというとそうではありません。やはり、ごく少数なのですが、2回接種した人での発症はみられます。3回接種してあっても発症する人はいるのです。世の中、完全ということはありません。このような接種既往者での発症は接種率が高い場合には十分に予想される

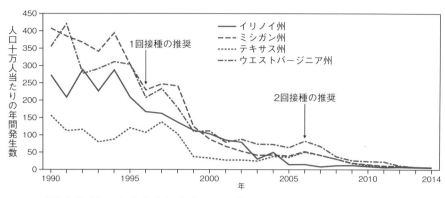

図14　イリノイ州、ミシガン州、テキサス州、ウエストバージニア州の人口10万人当たりの水痘の年間発生数（1990〜2014年）

ことなのです3)。「また、何か訳のわからないことを言いだしたな！」と思う人がいるでしょうから、説明させてください。

　例えば、1,000人の人がいたとします。全員が水痘ワクチンを接種していない頃は水痘患者の全員がワクチン未接種者ということになります。当然ですね。そして、接種率が増加していって、全員が接種者としましょう。このなかで1人でも水痘患者が発生すれば、水痘患者での接種歴のある人の割合は100％ということになります。そうすると、「なんだ、ワクチンを打った人ばかりが水痘になっているじゃないか？　ワクチンには効果がないのじゃないか！」などと言う人が出てくるのです。このように接種率が高くなると、発症者がごく少数であっても、いかにもワクチンに効果がないように見えてしまうのです。しかし、先ほど示したように、水痘ワクチンの効果は確かなものなのです。

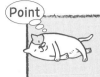

> **Point**
> ワクチンの接種率が増加してゆくと、発症した患者でのワクチン接種者の占める割合が増加する。これはワクチンの効果が不十分であるということにはならない。

　2回の接種歴があるけれども、発症してしまった人について興味深い報告があります。二次性ワクチン効果不全（註：最初は十分な反応がみられたが、時間の経過とともに免疫が低下した状況のこと）の人が麻疹を発症しても、周囲の人に麻疹ウイルスを伝播しなかったという報告です4)。
　この事例は2015年1月23日の出来事です。アリゾナ州の病院に勤務してい

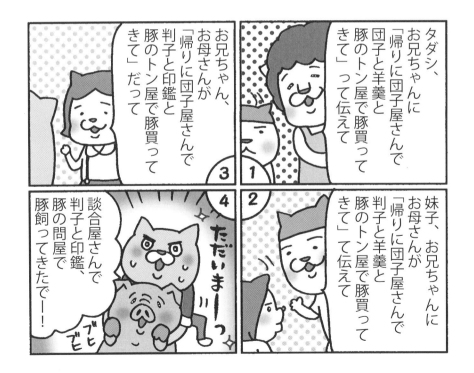

伝言ゲーム。メッセージは単純に！

る48歳の女性看護師が麻疹を発症しました。彼女には1991年および1992年にMMRワクチン（麻疹，おたふくかぜ，風疹のワクチン）の2回接種が実施されていたという記録がありました。2006年の麻疹IgGは陰性でしたが、予防接種諮問委員会（ACIP: Advisory Committee on Immunization Practices）の勧告[1]を参考にして、2回の接種歴ゆえに「免疫あり」とされていました。

　発疹発現の2日後の抗体検査にて、麻疹IgGが存在していたことから、二次性ワクチン効果不全であることが示唆されました。彼女が感染性期間（他の人に病原体を伝播させることができる期間）に接触した人を調査すると、医療従事者71人、患者およびその家族478人が浮かび上がりました。医療従事者については、全員がMMRワクチンを2回以上接種されていたか、麻疹の抗体を持っていました。478人の患者とその家族については、40人（8％）に感受性があると推定され、幼児15人および免疫不全患者8人に、曝露から6日以内に免疫グロブリンが投与されました。

　結局、何人の人々に麻疹が伝播したのでしょうか？　実はゼロだったのです。伝播しなかったのです。このような二次性ワクチン効果不全の患者からの伝播が限定的なものであることは過去にも報告されています[4,5]。どうやら、ワクチン未接種の人と比較して、二次性ワクチン効果不全の人が麻疹を発症した場合、その感染力は低下しているようなのです。

Point　二次性ワクチン効果不全の人が発症しても、感染力が低下している可能性がある。

［文献］

1）CDC. Prevention of measles, rubella, congenital rubella syndrome, and mumps, 2013：Summary recommendations of the Advisory Committee on Immunization Practices（ACIP）.
   http://www.cdc.gov/mmwr/pdf/rr/rr6204.pdf

2）CDC. Prevention of varicella：Recommendations of the Advisory Committee on Immunization Practices（ACIP）.
   http://www.cdc.gov/mmwr/pdf/rr/rr5604.pdf

3）CDC. Epidemiology of varicella during the 2-dose varicella vaccination program – United States, 2005-2014.
   http://www.cdc.gov/mmwr/volumes/65/wr/pdfs/mm6534a4.pdf

4）CDC. Lack of measles transmission to susceptible contacts from a health care worker with probable secondary vaccine failure – Maricopa County, Arizona, 2015.
   http://www.cdc.gov/mmwr/pdf/wk/mm6430.pdf

5）Rota JS, et al. Two case studies of modified measles in vaccinated physicians exposed to primary measles cases: high risk of infection but low risk of transmission. J Infect Dis 2011；204（Suppl 1）：S559-63.

機が熟すまで待て！

生ワクチンと免疫グロブリン製剤

　リンゴでもミカンでも柿でも、熟していないときに食べるとロクなことはありません。固いし、不味いし、とにかく良いことはありません。機が熟すまで待つことが大切です。待てない場合には待ったときに比較して、得るものが足りなかったりします。

　生ワクチンの世界でも「機が熟すまで待つ」ということが大変重要なのです。すなわち、生ワクチンを接種したら、ワクチンウイルスが増殖するまで時間を与えてほしいのです。ウイルスが増殖するから免疫が生まれてワクチンの効果が期待できるのであって、ウイルスに増殖する時間を与えなければワクチンには効果が期待できません。生ワクチンを接種したら、それが熟すまで待ちましょう。

　麻疹や水痘などに罹患した人はウイルスに対する免疫を得ることができます。免疫があるから、再度、ウイルスが体内に侵入しても増殖できないので、発症することはありません。

　このような当然のことが、生ワクチンと免疫グロブリン製剤の間で複雑な状況を作り出しているのです。すなわち、生ワクチンの接種直後に免疫グロブリン製剤を投与すると生ワクチンの効果が消失するからです。その順番を逆にしても、生ワクチンの効果がなくなります。免疫グロブリン製剤のみならず、血小板製剤や新鮮凍結血漿などの血液製剤でも同じ現象を引き起こすことがあります。

まず、生ワクチンと免疫グロブリンの関係についてお話ししましょう。
　免疫グロブリン製剤や血液製剤には麻疹や水痘などの抗体が含まれています。そのため、これらの投与から3ヵ月以内に麻疹や水痘などの生ワクチンを接種すると、ワクチンウイルスは抗体によって死滅してしまい、免疫反応を作り出さなくなってしまいます。従って、このような製剤が投与されたら、そこに含まれている抗体が減少するまでは生ワクチンの接種を延期しなければいけません。通常、3ヵ月以上の間隔を空けて接種します。もし、3ヵ月以内に生ワクチンを接種してしまったら、3ヵ月以上経過してから再接種します[1]。

> **Point**
> 生ワクチンと免疫グロブリン製剤は相性が悪い。免疫グロブリン製剤を投与したら、生ワクチンの接種まで3ヵ月待つ。

　それでは麻疹や水痘ワクチンを接種したあとに針刺しが発生して抗HBsヒト免疫グロブリン（HBIG: hepatitis B immune globulin）を投与せざるをえなかった場合にはどうなるのでしょうか？　ワクチンウイルスが増殖して免疫反応が刺激されるまでには接種後1〜2週間を要します。そのため、「生ワクチンの接種日」と「HBIGの投与日」の間隔が14日未満であれば、生ワクチンを再接種しなければなりません。この場合、HBIGの投与後3ヵ月以上が経過してから接種することになります[1]。

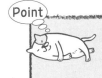

> **Point**
> 生ワクチンを接種して14日以内に、免疫グロブリンが投与されたら、その3ヵ月後に生ワクチンを再接種する必要がある。

早産児、慢性肺疾患・先天性心疾患・免疫不全を伴う乳児や幼児、ダウン症候群の乳児や幼児にはRSウイルスによる重症肺炎を予防するために、RSウイルスの流行期間は抗RSウイルスヒト化モノクローナル抗体（パリビズマブ）を月1回投与します。この製剤にはRSウイルスへの抗体しか含まれていないので、麻疹や水痘などの免疫グロブリンは混入していません。そのため、生ワクチン接種には影響しないので、パリビズマブが投与された幼児のワクチンプログラムは他の幼児と同じで構いません[1]。

Point 抗RSウイルスヒト化モノクローナル抗体（パリビズマブ）は生ワクチンに影響しない。

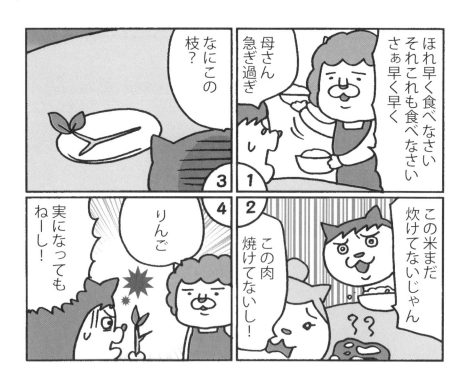

最後に、不活化ワクチンやトキソイドと免疫グロブリンについてです。

インフルエンザワクチンやHBVワクチンなどの不活化ワクチンは抗体を含んだ製剤の投与前後いかなる時期に接種しても構いません[1]。不活化ワクチンではウイルスが増殖する必要がないからです。そのため、血液製剤と不活化ワクチンの同時接種も可能となります。例えば、HBs抗体を持っていない人がHBV感染者の血液に曝露した場合にはHBVワクチンとHBIGを同時投与します。ここで忘れてはならないことは、HBIGを投与したら3ヵ月間は麻疹や水痘ワクチンなどの生ワクチンを接種できないということです。HBIGに含まれている抗体がワクチンウイルスを死滅させるからです。

Point　不活化ワクチンと免疫グロブリン製剤は相性がよい。お互いに干渉し合うことはない。

［文献］
1）CDC. General recommendations on immunization.
　　http://www.cdc.gov/mmwr/pdf/rr/rr6002.pdf

アイスクリームを
ポケットの中で保存しない！
ワクチンの保存温度は適切に

　コンビニやデパートで買ったアイスクリームには、「すぐに食べるか？」「それとも冷凍するか？」という判断がなされます。誰も、夏場に買ったアイスクリームをポケットにいれておいて、翌日に食べるなどということはしません。そのようなことをすれば、アイスクリームが溶けて食べられなくなるばかりか、衣類がベトベトになってしまいます。

　購入したものを保管するにはそれなりの温度管理が必要です。冷蔵が必要なものは冷蔵庫に保存し、冷凍が必要ならば冷凍庫です。ワクチンも同様です。ワクチンの添付文書に記載された条件で保存しなければなりません。もし、温度管理がなされていなければどうなるのでしょうか？　ワクチンの効果が期待できなくなる事態に追い込まれることになるのです。そのような事例を紹介しましょう。

　太平洋に浮かぶ島々で構成されるミクロネシア連邦での出来事です[1]。ここで麻疹のアウトブレイクが発生しました。ミクロネシア連邦では過去20年間、麻疹の報告例はなかったのですが、このときには393人の麻疹患者が発生したのです。結局、124人が入院を必要とし、1人（生後21ヵ月の男児）が死亡しました。患者の年齢中央値は24歳（範囲：生後3週間〜61歳）であり、250人（64％）が19歳以上でした。

　ワクチンの接種歴を調査すると、393人の患者のうち、306人に接種記録があったのです。残りの87人は接種状況が不明でした。接種記録のある患者のうち、

216人（71％）がアウトブレイク前に少なくとも1回接種されており、それには19歳以上の成人169人（96％）が含まれていました。そして、接種記録のある成人のうち、123人（70％）に2回以上の接種歴があったのです。

通常、麻疹のアウトブレイクはワクチンが接種されていない人々によって引き起こされます。しかし、このアウトブレイクでは、「ワクチン接種されていた成人（多くが2回接種されている）」がウイルスを伝播させたのです。その原因として、ワクチンの低温流通機構に不備があることが指摘されました。ミクロネシア連邦は熱帯国であり、高い気温、頻回の電源異常、島々間の運送問題などがあったのです。

Point ワクチンの温度管理が不適切であると、効果が減弱することがある。

感染対策チームは病棟や外来を定期的にラウンドします。そのときには、冷蔵庫にどのようなものが入っているのか、そして、その管理に問題はないのかを確認します。それに加えて、冷蔵庫や冷凍庫の温度が適切かどうかについても確認する必要があります。もちろん、温度管理の記録が残されていることも確認しましょう。

冷蔵庫でのワクチン保存について確認すべきこと[2]
- 冷蔵庫内が所定の温度に保持されているか？
- 扉の開閉回数が多くて、冷蔵庫内の温度が長時間、所定の温度外になっていないか？
- 冷気吹き出し口に保管することによって、ワクチンが凍結していないか？
- 自記温度計で連続的に温度が記録されているか？

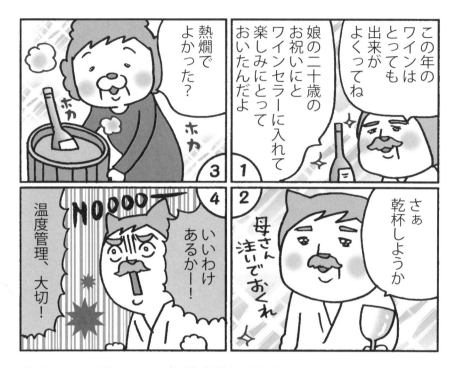

　基本的に、不活化ワクチン(例外:乾燥細胞培養日本脳炎ワクチン、乾燥組織培養不活化狂犬病ワクチン、乾燥組織培養不活化A型肝炎ワクチン)は凍結を避けます。生ワクチン(例外:経口弱毒生ヒトロタウイルスワクチン)は凍結可能です[2]。

Point
ワクチンは温度管理が大切である。ICTラウンドするときには冷蔵庫の温度を見て、温度管理の記録を確認する。

[文献]
1) CDC. Measles outbreak associated with vaccine failure in adults? Federated States of Micronesia, February-August 2014. http://www.cdc.gov/mmwr/pdf/wk/mm6438.pdf
2) 日本ワクチン産業協会. ワクチン類の取り扱いについて:輸送・保管における注意点. 2016. http://www.wakutin.or.jp/medical/pdf/toriatsukai_2016.pdf

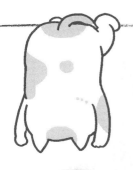

[8] 抗菌薬

3人寄れば文殊(もんじゅ)の知恵

抗菌薬スチュワードシップ

　「3人寄れば文殊(もんじゅ)の知恵」という諺があります。これは「1人よりも大勢の人と相談すれば、よい知恵が出る」「1人で考えていても、優れた考えは生まれてこない」という意味です。とにかく、重要な決断をするときには、1人で考えるのではなく、サポートしてくれる人々の知恵も拝借するのです。抗菌薬スチュワードシップはまさしく、抗菌薬を使用するためには「文殊の知恵」をもって判断しようというものです。

　とにかく、敢えて1人で物事を決める必要はありません。他の意見を参考にするほうが、正確かつ迅速に物事を成就させることができるのです。例えば、車の運転です。初めて行くところに行くときには、道に迷うことがあります。昔は、運転者は車を止めては地図で道順を確認し、そして、運転して、また道がわからなくなったら車を止めて、地図を見てました。しかし、カーナビのサポートを受けて運転をすれば、すんなりと目的地に到達できます。カーナビは「次の交差点で左折してください」「5キロメートル以上、このまま運転してください」などと運転をサポートしてくれます。そのようなサポートを参考にしないというのは得策ではありません。

　こういったサポートはとても有難いものです。抗菌薬の使用でもサポートを受ける環境を整えたいと思います。抗菌薬スチュワードシッププログラムは「医師が抗菌薬を適正に使用できるように薬剤師、看護師、検査技師、病院管理者がみんなでサポートするためのプログラム」です。支援するためのプログラム

ということで、日本語訳としては「抗菌薬適正使用支援プログラム」が用いられています[1]。CDC、米国感染症学会、米国医療疫学学会は抗菌薬スチュワードシップの定義を下記のように記載しています。

[抗菌薬スチュワードシップの定義]
◆CDC[2]
「抗菌薬の処方を評価する」「抗菌薬が必要なときのみに処方されて使用されるように、医師による抗菌薬処方と患者による使用を向上させる」「抗菌薬の不利用につながるような誤診や診断の遅れを最小にする」「抗菌薬が必要なときに、正しい薬剤、投与量、投与期間が選択されることを確実にする」ための努力をすること

◆米国感染症学会および米国医療疫学学会[3]
抗菌薬の投与量、投与期間、投与経路を含めた最適な抗菌薬レジメの選択を促進することによって、抗菌薬の適正使用を向上および評価するためにデザインされた協調的な介入を行うこと

とにかく、医師が抗菌薬を適切に処方して、患者がそれを適切に使用できるように、スタッフ皆で努力しようということなのです。患者ケアに直接的もしくは間接的に携わっているすべてのスタッフが「抗菌薬執事（世話役）」（スチュワードとは執事や世話役という意味です）のように振る舞おうということなのです[2]。

Point
抗菌薬スチュワードシップでは、患者ケアに携わるすべてのスタッフは「抗菌薬執事（世話役）」のように振る舞う。

2015年3月、米国ホワイトハウスが「耐性菌に対する国の行動計画」を提唱しました[4]。そして、2020年までにすべての急性期病院に抗菌薬スチュワートシップを導入し、CDCの「抗菌薬スチュワードシップのコア・エレメント」の推奨に則ったプログラムを作成することとしました。
　CDCは2014年に病院版[5]、2015年にナーシングホーム版[6]、2016年に外来版[2]のコア・エレメントを提唱しており、病院版のコア・エレメントでは7項目を挙げています。ナーシングホーム版はこれに準じたものになっています。

[病院における抗菌薬スチュワードシッププログラムのコア・エレメント][5]
①統率者の約束：院長や管理者が抗菌薬の適正使用に協力することを約束する。そして、人的、経済的な資源を投入する。
②責任者の指定：プログラムの成果に責任を持つ指導者を1人指定する。この場合は医師がよい。
③薬剤の専門家：抗菌薬使用の向上についての業務に責任を持つ薬剤師の指導者を1人指定する。
④活動：少なくとも1件の推奨行動を実施する。（Antibiotic "Time outs"、許可制など）
⑤追跡：抗菌薬の処方および耐性菌のパターンを追跡して監視する。
⑥報告：抗菌薬の使用状況や耐性菌の発生状況などの情報を医師、看護師、担当者に定期的に報告する。
⑦教育：耐性菌や最適な処方について医師を教育する。

　外来版のコア・エレメントについては4項目を挙げています。
[外来における抗菌薬スチュワードシッププログラムのコア・エレメント][2]
①約束：すべての医療チームのメンバーから「抗菌薬を適切に処方し、抗菌薬スチュワードシップに携わる」という約束を取り付ける。
②方針と実践のための活動：外来医師および臨床指導者は適切な抗菌薬処方の実践を促進するための方針と介入を実施する。達成可能なゴールに一段ずつ

アプローチする。
③追跡と報告：医師の抗菌薬処方を追跡・報告する。
④教育とノウハウ：適切な抗菌薬使用についての教育には患者および医師やスタッフを含める。

　それでは、抗菌薬スチュワードシップの目的は何でしょうか？　簡単に言うと、「治療効果を最大にする」「有害事象（クロストリジウム・ディフィシル感染症など）を最小にする」「薬剤感受性を回復させる」「医療財源を適正利用する」ということになります。
　抗菌薬スチュワードシップは一気に推し進めようとしてはいけません。一段ずつ、確実に前進することが肝要です。何かを変革しようとしても、それに抵抗感を感じる医療従事者は必ずいます。「これも、あれも、実施しよう」と欲

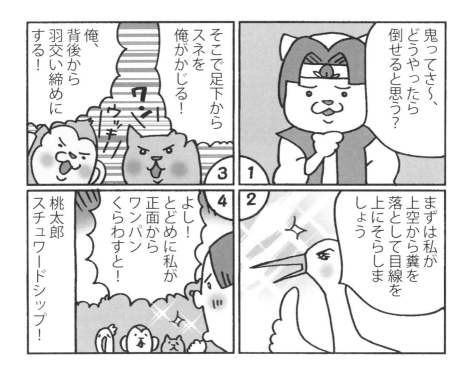

3人寄れば文殊（もんじゅ）の知恵

張ると、その中のどれかが引っ掛かり、「これはできない！」と言って、すべてが拒否されることがあります。「All or Nothing.（すべてか、無しか）」となり、結局、何も進歩しないことになるのです。やはり、一段ずつ着実に実施することが進歩につながるのです。

Point 抗菌薬スチュワードシップは、実施可能なことから、一段ずつ着実に実施することが大切である。

［文献］
1) 抗菌薬の適正使用に向けた8学会提言．抗菌薬適正使用支援（Antimicrobial Stewardship；AS）プログラム推進のために―提言発表の背景と目的―
   http://www.chemotherapy.or.jp/guideline/kobiseibutuyaku_teigen.pdf
2) CDC. Core elements of outpatient antibiotic stewardship.
   http://www.cdc.gov/mmwr/volumes/65/rr/pdfs/rr6506.pdf
3) Fishman N. Policy statement on antimicrobial stewardship by the Society for Healthcare Epidemiology of America（SHEA）, the Infectious Diseases Society of America（IDSA）, and the Pediatric Infections Diseases Society（PIDS）. Infect Control Hosp Epidemiol 2012；33：322-7.
4) The White House. National action plan for combating antibiotic-resistant bacteria, 2015.
   https://www.whitehouse.gov/sites/default/files/docs/national_action_plan_for_combating_antibotic-resistant_bacteria.pdf
5) CDC. Core elements of hospital antibiotic stewardship programs.
   http://www.cdc.gov/getsmart/healthcare/pdfs/core-elements.pdf
6) CDC. Core elements of antibiotic stewardship for nursing homes.
   http://www.cdc.gov/longtermcare/pdfs/core-elements-antibiotic-stewardship.pdf

知らぬが仏

臨床適用のない診断検査は実施しない

　動物とのふれあいファームがありました。そこではブタやウシにふれあうことができます。そのため、子ども連れに大変人気がありました。子どもたちは仔ブタなどと楽しく遊んでいます。ところが、そのファームのなかにハムやウインナーづくりの専門店があったのです。もしかして、子どもたちと遊んだ仔ブタが大きくなったら、その専門店でハムやウインナーにしてしまうのだろうかと考えてしまいました。しかし、ネットでの案内で「契約農場からブタ肉などを届けてもらってハムやウインナーを作っている」と記載されていたので安心しました。このような心配は専門店の存在を知らなかったら発生しなかったはずです。

　今度はハムやウインナーが好きだということで、専門店でそれらを十分に味わったとしましょう。食事後に外をぶらりと散歩したときに、動物とのふれあいファームで可愛い仔ブタを見かけたらどう思いますか？「彼らを食べてしまったのだろうか？　そんなこと、知らなきゃよかった！」と思うのではないでしょうか？

　何事も、知らないほうが上手くゆくということがあるのです。これを「知らぬが仏」と言います。「知れば悩むようなことであっても、知らなければ平静心でいられる」という意味です。このようなことは日常生活だけでなく、感染症の世界でも当てはまります。検査結果を知ってしまったがゆえに、誤った方向に治療してしまうことがあるのです。知らないほうがよい場合もあるのです。

　CDCは臨床適用のない診断検査は実施しないように推奨しています。検査データが意図しない結果を示すかもしれないからです。その結果が抗菌薬の不適切

な使用を誘導してしまうことがあるのです。例えば、尿培養、迅速連鎖球菌検査、クロストリジウム・ディフィシル検査です。これらの検査は患者の状況が検査の基準に合わなければ実施すべきではありません[1]。

> **Point**
> 尿培養、迅速連鎖球菌検査、クロストリジウム・ディフィシル検査は患者の状況が検査の基準に合わなければ実施しない。

まず、尿培養についてです。

膀胱炎や腎盂腎炎の症状のある人の尿培養を実施することは適切な対応です。しかし、無症状の人の尿培養は実施すべきではありません。無症候性細菌尿を見つけ出してしまう可能性があるからです。無症候性細菌尿は尿路感染症の症状がない人から、適切に採取された尿検体において、一定数以上の細菌が検出された状態のことです。無症候性細菌尿は抗菌薬を投与してはいけません。しかし、尿培養にて何らかの病原体が検出されてしまうと、抗菌薬を投与しようとする判断がなされてしまうかもしれません。尿培養の必要がない人に培養を実施したことによって、抗菌薬の不適切な使用が誘導されてしまうのです。もちろん、何事にも例外があります。妊婦と泌尿器手術の予定患者です。妊婦の無症候性細菌尿では腎盂腎炎、早産、低体重児、周産期死亡、子癇前症の可能性がでてきます。前立腺の経尿道的切除術、粘膜出血が予想される泌尿器手術が予定されている患者では菌血症やセプシスの可能性があるのです。そのため、これらの患者には症状がなくても尿培養を実施する必要があります。

Point 無症状の人の尿培養は実施しない。ただし、妊婦と粘膜出血が予想される泌尿器手術が予定されている患者には実施する。

　次は、迅速連鎖球菌検査についてです。
　急性A群連鎖球菌感染症を発症している人には抗菌薬が必要となります。しかし、保菌者は治療の対象になりません。そのため、A群連鎖球菌の保菌者を同定してしまうことを避けるために、下記の患者には迅速連鎖球菌検査を実施してはいけません[2]。

[咽頭痛があっても迅速連鎖球菌検査が推奨されない状況]
- 随伴症状（咳、鼻汁）のある患者（ウイルス感染を強く示唆する）
- 3歳未満の小児（急性リウマチ熱はこの年齢層ではごく稀である）
- 急性A群連鎖球菌咽頭炎の患者の家庭内の無症状接触者

Point 咽頭痛があっても迅速連鎖球菌検査が推奨されない状況がある。保菌者を同定して治療しないためである。

　最後にクロストリジウム・ディフィシル検査です。
　クロストリジウム・ディフィシル腸炎の治療にはメトロニダゾールやバンコマイシンの内服薬を用います。このとき大切なのが、何ら症状がみられない人ではクロストリジウム・ディフィシル検査が陽性であっても、治療してはいけないということです。症状がないのに検査をして陽性であった場合、何らかの

理由を付けて、抗菌薬を投与しようという判断がなされてしまう危険性があります。検査が陽性であることを知らないほうがよいのです。症状がなければクロストリジウム・ディフィシル検査をしてはいけません。

Point
症状がなければクロストリジウム・ディフィシル検査をしない。

　無駄な検査をするから、それが陽性になった場合に混乱するのです。症状がなければ、検査しません。微生物がそこにいたとしても、知らんふりしてればよいのです。まさしく、「知らぬが仏」です。

　このように「保菌であることは、知らないほうがよい」などというと、保菌者から他の患者に病原体が伝播して、院内感染が引き起こされるのではないかと心配する人がいるかもしれません。しかし、検査によって保菌者を100％検出できることはありません。そのため、検査にて保菌者を見つけ出して対応するという戦略をとると、「保菌しているけれども検査が陰性の患者」に対して油断が生まれるのです。やはり、標準予防策を徹底して、すべての患者のケアのときには手指衛生を徹底することが大切なのです。

［文献］
1) CDC. Antibiotic stewardship statement for antibiotic guidelines – Recommendations of the Healthcare Infection Control Practices Advisory Committee. http://www.cdc.gov/hicpac/pdf/Antibiotic-Stewardship-Statement.pdf
2) Shulman ST, et al. Clinical practice guideline for the diagnosis and management of group A streptococcal pharyngitis：2012 update by the Infectious Diseases Society of America. Clin Infect Dis 2012；55：1279-82.

[9] その他

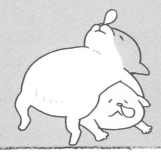

雌牛（めうし）に腹突かれる

帯状疱疹

　「雌牛（めうし）に腹突かれる」という諺をご存じでしょうか？　雌牛は雄牛よりもおとなしいけれども、その雌牛に角で腹を突かれて、ひどい目にあうことがあるという意味です。すなわち、「甘く見ていた相手に突然ひどい目にあわされることがある」ということです。雌牛だからといって、油断してはいけません。

　雄牛も雌牛もどちらも同じ牛ですが、雌牛はおとなしいので、このような油断が生まれるのです。同様に、水痘も帯状疱疹もどちらも同じ水痘‐帯状疱疹ウイルス（VZV：varicella zoster virus）による感染症ですが、帯状疱疹は水痘ほどの感染力がないので、感染対策において油断されてしまうことがあるのです。

　水痘患者が入院してくるときには、「空気感染だ！　隔離だ！」などと言って個室（可能ならば陰圧室）を準備します。水痘が空気感染する感染力の強い感染症であることは有名だからです。しかし、帯状疱疹にも感染性があり、空気感染によって周囲の人々にVZVを伝播させることについては、まだまだ知らない人がいるのです。

　例えば、三世帯が同居している家庭で祖母や祖父が帯状疱疹になっても、「おじいちゃんが帯状疱疹になって痛がっていた」などという発言はあっても、「おじいちゃんが帯状疱疹になったから、孫たちが水痘にならないか心配だ！」という言葉を聞くことは殆どありません。最近は病院においては帯状疱疹の患者が発生したときには個室に移動させているところも増えていますが、無頓着に

大部屋にそのまま滞在させている病院もあります。
　帯状疱疹の人から、同居する子どもにVZVが伝播し、地域の水痘のアウトブレイクにつながったという報告もあります[1]。帯状疱疹を甘くみてはいけません。帯状疱疹の患者への対応を充実させなければならないのですが、それが日本ではかなり遅れているようです。

Point　帯状疱疹の患者が水痘のアウトブレイクの原因であったという報告がある。

　ここでCDCが2011年11月に公開した「医療従事者の免疫化：予防接種諮問委員会の勧告」[2]から帯状疱疹と医療従事者の免疫化についての重要ポイントを紹介したいと思います。まず、曝露の定義を確認しましょう。この勧告での「VZVに曝露する」とは「水痘の患者、播種性帯状疱疹の患者、局所性帯状疱疹で病変がカバーされていない患者」に曝露したときのことをいいます。

Point　VZVの曝露とは「水痘の患者」「播種性帯状疱疹の患者」「局所性帯状疱疹で病変がカバーされていない患者」に曝露することをいう。

　ここで、水痘ワクチンの接種回数によって、VZVに曝露した場合の対策が異なることを解説したいと思います。
　まず、水痘ワクチンの2回の接種の既往がある医療従事者がVZVに曝露した場合は業務制限はありません。ただし、曝露後8〜21日間は水痘を疑わせるような症状（発熱や発疹など）について毎日観察します。もし、症状がみら

れたら、業務から外します。

Point 水痘ワクチンの2回の接種の既往がある医療従事者がVZVに曝露した場合は業務制限の必要はない。ただし、曝露後8～21日間は症状を観察する。

　水痘ワクチンが1回しか接種されていない医療従事者がVZVに曝露した場合は、曝露後3～5日以内に2回目を接種します。ただし、初回接種から4週間は時間的間隔を空ける必要があります。2回目の接種後は2回接種の既往者と同様の対応となります。もし、2回目を接種できなかったり、2回目接種が曝露後5日を越えてしまった場合は、その医療従事者を曝露後8～21日は業務から外します。

Point 水痘ワクチンがこれまで1回しか接種されていない医療従事者がVZVに曝露した場合は曝露後3～5日以内に2回目を接種する。接種できなければ、曝露後8～21日は業務から外す。

　水痘ワクチンが未接種かつ水痘抗体が陰性の医療従事者がVZVに曝露した場合は感染する危険性が高いので、曝露後8～21日は業務から外します。そして、曝露後ワクチンを迅速に接種します。曝露してから3～5日以内に接種すれば、水痘に感染したとしても症状を軽減することができるからです。曝露後5日を越えても接種しますが、それは次の曝露に対しての防御を誘導するためです。

Point 水痘ワクチンが未接種かつ水痘抗体が陰性の医療従事者がVZVに曝露した場合は、曝露後8〜21日は業務から外す。

　免疫不全があったり、妊娠中だったりして、水痘ワクチンを接種できない医療従事者がVZVに曝露した場合は、水痘-帯状疱疹免疫グロブリンを曝露後に投与します。このような医療従事者が感染すると重症化する可能性があるからです。水痘-帯状疱疹免疫グロブリンを投与すると、潜伏期が1週間遅延することがあるので、その医療従事者の業務制限の期間を21日から28日に延長する必要があります。

Point 免疫不全者や妊婦のように水痘ワクチンを接種できない医療従事者がVZVに曝露した場合は、水痘-帯状疱疹免疫グロブリンを曝露後に投与する。この場合、業務制限の期間を21日から28日に延長する。

　ここまでは「水痘の患者、播種性帯状疱疹の患者、局所性帯状疱疹で病変がカバーされていない患者」に曝露した場合の対応について述べましたが、「病変がカバーされている局所帯状疱疹の患者」に曝露したらどうしたらよいのでしょうか？
　この場合、過去に少なくとも1回の水痘ワクチンが接種されているか、曝露後3〜5日以内に初回接種を受けていれば、曝露したとしても業務制限は必要ありません。ただし、曝露後8〜21日は水痘を疑わせる症状（発熱や発疹など）

について毎日観察し、症状がみられたら業務制限します。もし、水痘ワクチンが1回も接種されなければ、業務制限をすることが推奨されます。

> **Point**
>
> 「病変がカバーされている局所帯状疱疹の患者」に曝露した場合、医療従事者が過去に少なくとも1回の水痘ワクチンが接種されているか、曝露後3～5日以内に初回接種を受ければ業務制限は必要ない。しかし、水痘ワクチンが1回も接種されないならば、業務制限する。

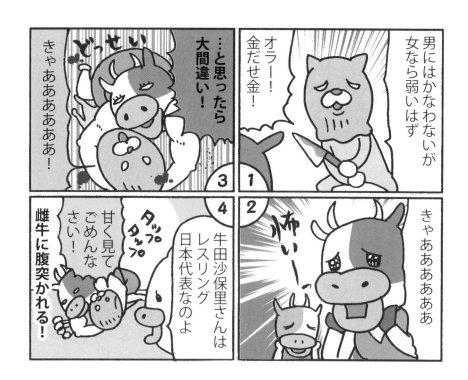

[文献]

1） CDC. Varicella outbreak associated with riding on a school bus – Muskegon County, Michigan, 2015.
http://www.cdc.gov/mmwr/volumes/65/wr/pdfs/mm6535a4.pdf
2） CDC. Immunization of health-care personnel：Recommendations of the Advisory Committee on Immunization Practices（ACIP）.
http://www.cdc.gov/mmwr/pdf/rr/rr6007.pdf

分別（ふんべつ）すぐれば愚（ぐ）に返る

母乳を中止するにはそれなりの理由が必要

　乳児に母乳を与えている母親から「昨夜、39度もあって関節も痛かったので、病院にいったら、インフルエンザと診断されました。母乳はどうしましょうか？」「妊婦健診でC型肝炎の検査が陽性と言われました。母乳はどうしましょう？」などと質問され、「そうですね。念のために、授乳は差し控えておきましょう。赤ちゃんが感染すると大変ですから」などと回答することは、まさしく、「分別（ふんべつ）すぐれば愚（ぐ）に返る」といった対応と思います。この諺の意味は、「あまり深く考えすぎると、むしろ、愚かなことをしてしまって失敗する」ということです。

　母乳は生後3〜6ヵ月までの乳児にとって最も優れた栄養です。特に初乳中には分泌型IgAが多く含まれるので、ウイルスや細菌の侵入を防いでくれます。そのため、安易に「母乳禁止」といった対応は実施すべきではありません。たとえ、母親がHBVやHCVのキャリアであっても母乳は中止すべきではないのです。

> **Point**
> 母親がHBVやHCVのキャリアであっても母乳は中止しない。

HBVワクチンが利用できるようになる前でさえも、授乳によるHBV伝播の報告はありませんでした[1]。もちろん、HBV感染している母親から生まれた乳児には抗HBsヒト免疫グロブリンとHBVワクチンを投与して母子感染を防ぐのですが、乳児がHBs抗体を獲得しているのを確認するまで授乳を遅らせる必要はありません。

　HCVについても同様であり、母乳が乳児にHCVを伝播させるというエビデンスはありません。HCVはヒトの母乳ではなく、感染血液によって伝播するからです。それ故、母親がHCVに感染していても母乳を中止する必要はないのです[1]。しかし、乳首が裂けていたり、出血しているときには、一時的に授乳を止めたほうがよいでしょう。そして、乳首が治癒するまで、母乳を搾乳して廃棄します。乳首の裂けや出血がみられなくなれば授乳を再開しても構いません[1]。

　このように「HBVやHCVに感染している母親」が母乳を止める必要はないのですから、「HBVやHCVに曝露した母親」が、曝露後フォローしている期間に母乳を止める必要はないのです。

> **Point**
> HBVやHCVに曝露したということで、曝露後フォローしている期間も母乳を止める必要はない。

　しかし、HIVについてはHBVやHCVと異なります。HIV感染している母親は乳児に母乳を与えてはいけません。これはHIVに曝露したということで、曝露後フォローアップされている場合にも当てはまります。

> **Point** HIV感染している母親は乳児に母乳を与えてはならない。HIV曝露後のフォローアップしている場合も母乳を与えてはならない。

　このような対応はHBVやHCVに感染している女性が搾乳した母乳をその女性の乳児ではなく、別の乳児に与えてしまった場合の対応に大変参考になります。母乳を介してのHBVやHCVの伝播の心配はないという情報提供ができるからです。しかし、HIVについては適切な対応が必要です。誤って別の乳児に母乳を与えてしまった場合、搾乳していた母親のHIV感染の有無を確認する必要があります。しかし、日本ではほぼすべての妊婦がHIV検査を受けているし、HIV感染女性の母乳は廃棄されているので、母乳を介してHIVが乳児に伝播する機会はまずないでしょう。

　それではインフルエンザについてはどうでしょうか？　母親がインフルエンザに罹患してもインフルエンザウイルスが母乳に混入することはありません。ですから、乳児が母乳を飲んでも大丈夫です[2]。それならば、いつも通りに授乳すればよいかというとそうではありません。

　咳をしたりクシャミをしたりしたときに口や鼻から飛び散った飛沫が乳房に付着します。また、咳やクシャミのときに手で口や鼻を覆えば、手指にウイルスが付着し、そのような手指で乳房に触れればインフルエンザウイルスが乳房に付着して汚染します。すなわち、母乳はインフルエンザウイルスに汚染されていることはないのですが、乳房の表面はウイルスによって汚染されているのです。

> **Point**
> インフルエンザに罹患した母親の母乳はインフルエンザウイルスには汚染されていないが、乳房の表面は汚染されている。

　そのようなことから、母乳を搾乳したり、授乳する前には石鹸と流水で乳房を十分に洗い流して乳房表面に付着しているウイルスを除去します。そして、清潔になった乳房から乳児に母乳を与えるのです。もちろん、母親は口や鼻から飛沫が飛び散らないようにマスクを装着してから、手指衛生をします[2]。インフルエンザに罹患していない家族がいれば、その家族が清潔な乳房から搾乳した母乳を乳児に与えてもよいでしょう。

>
> 母親がインフルエンザに罹患しても授乳させても構わない。ただし、乳房は汚染しているので石鹸などで洗浄する。そして、母親はマスクをする。

［文献］
1）CDC. Breastfeeding：Hepatitis B and C infections.
　　http://www.cdc.gov/breastfeeding/disease/hepatitis.htm
2）CDC. 2009 H1N1 Flu（Swine Flu）and feeding your baby：What parents should know.
　　http://www.cdc.gov/h1n1flu/infantfeeding.htm

CDCだけでなく、WHOも参考に！
WHO手術部位感染予防のためのガイドライン

　日本の感染対策にCDCガイドラインが持ち込まれてから、日本の感染対策は飛躍的に向上しました。エビデンスに基づいたガイドラインであるため、日本においても受け入れられたのです。WHO（World Health Organization：世界保健機関）もガイドラインを公開しており、特に、2009年の手指衛生ガイドライン[1]は日本の手指衛生に大きく影響しました。

　2016年11月3日、WHOが「手術部位感染の予防のためのグローバル・ガイドライン」を公開しました[2]。CDCは先進国である米国の医療機関を対象としたガイドラインを作っており、WHOは開発途上国（医療資源が乏しい）を含めた国々の医療機関を対象としたガイドラインを作成しています。そのため、CDCガイドラインと同じ位置づけでWHOガイドラインを日本の医療機関に取り込むには検討を要すると思われますが、そのポイントは理解しておかなくてはなりません。

　このガイドラインでは手術部位感染の予防のための23件のトピックスについて29件の推奨を行っています（ただし、4件のトピックスについては、推奨を導き出すようなエビデンスが十分ではありませんでした）。これらの勧告は術前、術中、術後に分けて記述されており、勧告の強さは「強い」（介入の有益性が危険性を上回っていることに自信がある）もしくは「条件付き」（介入の有益性がおそらく危険性を上回っていると考えらえる）として評価されています。そして、各々の勧告のエビデンスの質は「大変低い」「低い」「中等度」「高

い」の段階が示されています。ここでは「強い勧告」9件および「条件付き勧告」20件を紹介します。

[手術前]
- 手術前に患者は入浴もしくはシャワーをするとよい。通常の石鹸でも抗菌石鹸のどちらを用いてもよい。手術部位感染を減らすことを目的としたクロルヘキシジン含有クロスの使用についての勧告は明確には述べないこととした。エビデンスの質があまりにも低いからである。[条件付き]（エビデンスの質：中等度）
- 黄色ブドウ球菌を鼻腔に保菌している、心臓・胸部手術および整形外科手術の患者への2%ムピロシン軟膏の塗布（±クロルヘキシジンの体洗浄）を推奨する。[強い]（エビデンスの質：中等度）
- その他の手術の患者が保菌している場合も2%ムピロシン軟膏の塗布（±クロルヘキシジンの体洗浄）を考慮してもよい。[条件付き]（エビデンスの質：中等度）
- 必要に応じて、手術切開の前に予防抗菌薬を投与することを推奨する。[強い]（エビデンスの質：低い）
- 予防抗菌薬は切開前の120分以内に投与することを推奨するが、抗菌薬の半減期を考慮する。[強い]（エビデンスの質：中等度）
- 直腸結腸の待機手術を受ける成人患者での手術部位感染のリスクを減らすために、機械的な腸管処理とともに手術前の経口抗菌薬を用いるとよい。[条件付き]（エビデンスの質：中等度）
- 手術部位感染を減らす目的で、直腸結腸の待機手術を受ける成人患者に機械的な腸管処理を単独で実施すること（経口抗菌薬の投与なしで実施すること）は推奨しない。[強い]（エビデンスの質：中等度）
- 如何なる手術の患者においても、体毛を除去しないことを推奨する。必要な場合であっても、クリッパーを用いて除去すべきである。如何なるときであっても（手術前や手術室内）、剃毛には強く反対する。[強い]（エビデンスの質：

中等度）
- 手術予定の患者での手術部位の皮膚処理にはクロルヘキシジンを含有したアルコール消毒薬を推奨する。[強い]（エビデンスの質：低い〜中等度）
- 手術部位感染を減らす目的で、手術部位の皮膚消毒のあとに、抗菌性シール材を使用しないほうがよい。[条件付き]（エビデンスの質：大変低い）
- 滅菌手袋を装着する前の手術時手洗いは抗菌石鹸と流水を用いたスクラビング法、もしくはアルコールを用いたラビング法にて実施することを推奨する。[強い]（エビデンスの質：中等度）

[手術前/手術中]
- 大手術が行われる低体重の患者での手術部位感染を防ぐ目的で、経口もしくは経腸の複合栄養剤増強栄養処方（multiple nutrient-enhanced nutritional formulas）[註釈：複合栄養剤増強栄養処方にはアルギニン、グルタミン、ω3系脂肪酸、核酸が含まれる]の投与を考慮するとよい。[条件付き]（エビデンスの質：大変低い）
- 手術部位感染を防ぐ目的で、手術の前に免疫抑制薬を中断しないほうがよい。[条件付き]（エビデンスの質：大変低い）
- 手術のために気管内挿管をして全身麻酔を受ける成人患者には、術中は濃度80％の酸素を投与することを推奨する。可能ならば、手術部位感染の危険性を減らすために手術直後の2〜6時間も投与する。[強い]（エビデンスの質：中等度）
- 手術部位感染を防ぐ目的で、患者の体を温めるために、手術室内および手術中に加温器具を使用するとよい。[条件付き]（エビデンスの質：中等度）
- 手術部位感染を防ぐ目的で、外科手術を受ける糖尿病および非糖尿病の成人患者には、周術期の集中血糖コントロールについてのプロトコールを使用するとよい。糖尿病および非糖尿病の患者での最適な周術期血糖の目標レベルについては、エビデンスが足りないので、勧告を明確には述べないこととした。[条件付き]（エビデンスの質：低い）

- 手術部位感染を防ぐ目的で、手術中に目標指向型輸液療法（Goal-directed fluid therapy）［註釈：心拍出量もしくは類似のパラメータに従った補液の用量設定および強心剤を基本とした血行動態治療］を用いるとよい。［条件付き］（エビデンスの質：低い）
- 手術部位感染を防ぐ目的で手術中に、滅菌の使い捨ての不織布のドレープとガウン、もしくは、滅菌の再利用の織布のドレープとガウンのどちらかを使用する。［条件付き］（エビデンスの質：中等度～大変低い）
- 手術部位感染を防ぐ目的で、プラスチックの切開部粘着ドレープ（±抗菌特性）を使用しないほうがよい。［条件付き］（エビデンスの質：低い～大変低い）
- 手術部位感染率を減らすことを目的として、清潔-汚染、汚染、不潔な腹部手術において、創縁保護材を使用することを考慮するとよい。［条件付き］（エビデンスの質：大変低い）
- 清潔および清潔-汚染の創部において、手術部位感染を予防することを目的として、閉創前にポビドンヨード溶液で切開創を洗浄することを考慮するとよい。［条件付き］（エビデンスの質：低い）
- 手術部位感染を予防することを目的としての「抗菌薬による切開創の洗浄」はしないほうがよい。［条件付き］（エビデンスの質：低い）
- 医療財源も考慮することになるが、手術部位感染を予防することを目的として、ハイリスクの創部で一次閉鎖された手術切開の成人患者では、予防的な局所陰圧閉鎖療法（negative pressure wound therapy）［註釈：創傷に対して閉鎖環境で間欠的に陰圧を負荷して、創傷治癒を促す補助療法］を用いるとよい。［条件付き］（エビデンスの質：低い）
- 手術のタイプに拘わらず、手術部位感染の危険性を減らすことを目的として、トリクロサンコーティング縫合糸を使用するとよい。［条件付き］（エビデンスの質：中等度）
- 人工関節全置換術の患者での手術部位感染の危険性を減らすために、層流換気システムを使用する必要はない。［条件付き］（エビデンスの質：低い～大変低い）

［手術後］
- 手術を終えたあとに、手術部位感染を予防する目的で、予防抗菌薬を延長投与することは推奨しない。［強い］（エビデンスの質：中等度）
- 手術部位感染を防ぐことを目的として、一次閉鎖された手術創において標準ドレッシング［註釈：乾式吸収性ドレッシングなど］の上から、高度ドレッシング［註釈：親水性コロイドドレッシング、水能動ドレッシング、銀含有ドレッシング、ポリヘキサメチレンビグアニドのドレッシングなど］を使用しないほうがよい。［条件付き］（エビデンスの質：低い）
- 手術部位感染を防ぐことを目的として、ドレーンが存在しているということで予防抗菌薬を継続することは避ける。［条件付き］（エビデンスの質：低い）
- ドレーンは臨床的に判断して抜去する。手術部位感染を防ぐことを目的として、ドレーンの除去の適切なタイミングのための推奨を作り出すためのエビデンスは見つからなかった。［条件付き］（エビデンスの質：大変低い）

［文献］
1) WHO. WHO guidelines on hand hygiene in health care.
   ［Full version］
   http://whqlibdoc.who.int/publications/2009/9789241597906_eng.pdf
   ［Summary］
   http://whqlibdoc.who.int/hq/2009/WHO_IER_PSP_2009.07_eng.pdf
2) WHO. Global guidelines for the prevention of surgical site infection.
   http://www.who.int/gpsc/global-guidelines-web.pdf

参考にした主な
CDCガイドライン・勧告

1) **医療施設における手指衛生のためのガイドライン**（Guideline for hand hygiene in health-care settings）[http://www.cdc.gov/mmwr/PDF/rr/rr5116.pdf]：2002年公開。手指衛生はアルコール手指消毒薬を用いて行うことを推奨し、手術時手洗いについてもブラシを使用しないように勧告したガイドラインである。

2) **隔離予防策のためのガイドライン**：医療現場における感染性微生物の伝播の予防（Guideline for isolation precautions: Preventing transmission of infectious agents in healthcare settings）[http://www.cdc.gov/hicpac/pdf/Isolation/Isolation2007.pdf]：2007年公開。このガイドラインは1996年に公開された「病院における隔離予防策のためのガイドライン（Guideline for isolation precaution in hospitals）」の改訂版であり、標準予防策や感染経路別予防策が更に強化されている。また、咳エチケットの追加や防護具の着脱法が記載され、バイオテロについても解説されている。

3) **医療現場における多剤耐性菌の管理**（Management of multidrug-resistant organisms in healthcare settings）[http://www.cdc.gov/hicpac/pdf/guidelines/MDROGuideline2006.pdf]：2006年公開。1996年に公開された「隔離予防策のためのガイドライン」の多剤耐性菌の部分が独立したものである。MRSAやVREのような多剤耐性菌は日本の医療現場においても問題となっているが、MRSAやVREのみが多剤耐性菌ではない。ESBL産生菌や多剤耐性緑膿菌といった病原体も問題となっている。CDCは2段階対策で対応するように推奨している。

4) **造血幹細胞移植患者の日和見感染予防のためのガイドライン**（Guidelines for preventing opportunistic infections among hematopoietic stem cell transplant recipients）[http://www.cdc.gov/mmwr/PDF/rr/rr4910.pdf]：2000年公開。造血幹細胞移植患者のための感染対策を詳細に記載しているガイドラインである。このガイドラインは日本の無菌室管理に大きな影響を与えた。

5) **医療施設における環境感染制御のためのガイドライン**（Guidelines for environmental infection control in health-care facilities）[http://www.cdc.gov/

hicpac/pdf/guidelines/eic_in_HCF_03.pdf]：2003年公開。「手指の高頻度接触表面」や「手指の低頻度接触表面」などの概念を導入し、環境からの感染予防に関して広汎に記述しているガイドラインである。

6) **HBV, HCV, HIVの職業上曝露への対応と曝露後予防のためのガイドライン**（Guidelines for the management of occupational exposures to HBV, HCV, and HIV and Recommendations for postexposure prophylaxis）[http://www.cdc.gov/mmwr/PDF/rr/rr5011.pdf]：2001年公開。HBV,HCV,HIVの曝露時の対策について記述したガイドラインである。HBVの医療従事者への感染経路などについても興味深く解説している。

7) **糖尿病の成人におけるＢ型肝炎ワクチンの使用**：ACIPの勧告（Use of Hepatitis B vaccination for adults with diabetes mellitus: Recommendations of the Advisory Committee on Immunization Practices（ACIP））[http://www.cdc.gov/mmwr/PDF/wk/mm6050.pdf]：2011年公開。糖尿病患者はHBVに感染しやすく、感染した場合には重症化しやすい。そのため、糖尿病を合併した19〜59歳のすべてのワクチン未接種の成人は糖尿病の診断がなされたら可能な限り迅速にHBVワクチンを接種することを推奨している。

8) **慢性血液透析患者における感染予防のための勧告**（Recommendations for preventing transmission of infections among chronic hemodialysis patients）[http://www.cdc.gov/mmwr/PDF/rr/rr5005.pdf]：2001年公開。血液透析患者のための感染予防について詳細に記述した勧告である。特に、HBVに感染している透析患者のベッド配置についての勧告は興味深い。

9) **医療従事者の免疫化**：ACPIの勧告（Immunization of health-care personnel: Recommendations of the Advisory Committee on Immunization Practices（ACIP））[http://www.cdc.gov/mmwr/pdf/rr/rr6007.pdf]：2011年公開。医療従事者へのワクチン接種について詳細に述べている勧告である。特に、HBVワクチンによるHBs抗体の獲得についての記載が興味深い。

10) **米国におけるＢ型肝炎ウイルス感染の伝播防止のための包括的なワクチン接種戦略**：ACIPの勧告（A comprehensive immunization strategy to eliminate transmission of hepatitis B virus infection in the United States: Recommendations of the Advisory Committee on Immunization Practices）[http://www.cdc.gov/mmwr/PDF/rr/rr5516.pdf]：2006年公開。HBVワクチン接種者はHBs抗体を一度獲得すれば、時間の経過とともに減少して10 mIU/mL未満に低下したとしても、HBV感染への抵抗力を保っていること、HBVワクチンは妊娠中の医療従事者も安心して接種できることなどが明記されている興味深い資料である。

11) **性感染症治療ガイドライン**（Sexually Transmitted Diseases treatment guidelines）

［http://www.cdc.gov/mmwr/pdf/rr/rr6403.pdf］：2015年公開。梅毒・性器クラミジア感染症・淋菌感染症の重要ポイントを詳細に記載しているガイドラインである。

12）**ワクチンによる季節性インフルエンザの予防と制御**：ACIPの勧告（Prevention and control of seasonal influenza with vaccines : Recommendations of the Advisory Committee on Immunization Practices — United States, 2016–17 influenza season）［http://www.cdc.gov/mmwr/volumes/65/rr/pdfs/rr6505.pdf］：2016年公開。毎年更新されているインフルエンザ情報であるが、今回は、卵を食べたところ、血管浮腫、呼吸困難、意識朦朧、繰り返す嘔吐などを経験した人、エピネフリンなどの救急医療行為を必要とした人にも接種してもよいことを明記しており、大変興味深い。

13）**医療現場におけるノロウイルス胃腸炎のアウトブレイクの予防と制御のためのガイドライン**（Guideline for the prevention and control of norovirus gastroenteritis outbreaks in healthcare settings）［http://www.cdc.gov/hicpac/pdf/norovirus/Norovirus-Guideline-2011.pdf］：2011年公開。ノロウイルス対策の一般について記述されており、手指衛生のみならず環境制御、隔離、個人防護具などについて記載されている。

14）**手術部位感染予防のためのガイドライン**（Guideline for prevention of surgical site infection）［http://www.cdc.gov/hicpac/pdf/guidelines/SSI_1999.pdf］：1999年公開。手術室の床は感染源にはならないことなどについても触れており、抗菌薬予防投与に関する情報も記述している。

15）**ノロウイルスのアウトブレイクの管理と予防のための改訂ガイドライン**（Updated norovirus outbreak management and disease prevention guidelines）［http://www.cdc.gov/mmwr/pdf/rr/rr6003.pdf］：2011年公開。ノロウイルス胃腸炎の臨床像、伝播、アウトブレイクなどについて記述され、手指衛生や隔離などの予防策が解説されている。

16）**医療施設における消毒と滅菌のガイドライン**（Guideline for disinfection and sterilization in healthcare facilities）［http://www.cdc.gov/hicpac/pdf/Disinfection_Sterilization/Pages1_2Disinfection_Nov_2008.pdf］：2008年公開。医療器具の滅菌、消毒、洗浄および医療環境の消毒と洗浄に関する根拠に基づいた推奨を提供している。消毒と滅菌の有効性を最大にするには十分な洗浄が必要であることが強調されている。

17）**結核菌感染の検出のためのインターフェロンγ放出アッセイの利用についての改訂ガイドライン**（Updated guidelines for using interferon gamma release assays to detect *Mycobacterium tuberculosis* infection）［http://www.cdc.gov/mmwr/pdf/

rr/rr5905.pdf]：2010年公開。「インターフェロンγ放出アッセイ（IGRA: interferon gamma release assay）が好まれるけれども、ツ反も受け入れることができる状況」「ツ反が好まれるが、IGRAも受け入れることができる状況」「ツ反もIGRAも同程度に好まれる状況」などが解説されている。

18） **血管内カテーテル由来感染予防のためのガイドライン**（Guidelines for the prevention of intravascular catheter-related infections, 2011）[http://www.cdc.gov/hicpac/pdf/guidelines/bsi-guidelines-2011.pdf]：2011年公開。2002年のガイドラインの改訂版である。このガイドラインでは末梢静脈カテーテルの交換頻度は成人では72〜96時間毎よりも頻回にならないように交換すること、輸液セットは96時間毎よりも頻回にならないように交換すること（ただし、少なくとも7日毎には交換）などが勧告されている。

19） **妊婦へのワクチン接種のためのガイドライン**（Guidelines for vaccinating pregnant women）[http://www.cdc.gov/vaccines/pubs/preg-guide.htm]：不活化ワクチンは妊婦には接種してもかまわないが、生ワクチンはワクチンウイルスが胎児に伝播するという理論上の危険性があるため、妊婦には禁忌であることなどが記述されている。

20） **免疫についての一般的推奨**（General recommendations on immunization）[http://www.cdc.gov/mmwr/pdf/rr/rr6002.pdf]：2011年公開。この勧告にはワクチンについての様々な注意点が記述されている。抗体を含んだ製剤が投与されたら、受動抗体が減少するまでは生ワクチンの接種は待つこと、不活化ワクチンやトキソイドは抗体を含んだ製剤の投与前後いかなる時期に接種しても防御抗体の産生を阻害しないので、同時接種も可能であることなどが記述されている。

21） **麻疹、風疹、先天性風疹症候群、ムンプスの予防**：ACIPの勧告の要約（Prevention of measles, rubella, congenital rubella syndrome, and mumps：Summary recommendations of the Advisory Committee on Immunization Practices（ACIP））[http://www.cdc.gov/mmwr/pdf/rr/rr6204.pdf]：2013年公開。麻疹、風疹、ムンプスの予防について包括的に記述しており、ワクチンについても言及している勧告である。

22） **水痘の予防**（Prevention of varicella：Recommendations of the Advisory Committee on Immunization Practices（ACIP））[http://www.cdc.gov/mmwr/pdf/rr/rr5604.pdf]：2007年公開。水痘は感染力が強く、免疫不全の患者が罹患すると重症化することがある。そのため、水痘の曝露予防に加えて、曝露後対策も充実しなければならない。この資料は水痘ワクチンウイルスの伝播、ブレイクスルー水痘などについても記述しており、水痘対策に極めて有用なものとなっている。

●著者略歴

矢野邦夫 (やの　くにお)

浜松医療センター 副院長 兼 感染症内科長 兼 衛生管理室長

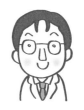

略歴

1981年　3月　名古屋大学医学部卒業
1981年　4月　名古屋掖済会病院
1987年　7月　名古屋第二赤十字病院
1988年　7月　名古屋大学　第一内科
1989年12月　米国フレッドハッチンソン癌研究所
1993年　4月　浜松医療センター
1996年　7月　米国ワシントン州立大学感染症科 エイズ臨床短期留学
　　　　　　米国エイズトレーニングセンター臨床研修終了
1997年　4月　浜松医療センター　感染症内科長（現職）
1997年　7月　同上　衛生管理室長（現職）
2008年　7月　副院長（現職）

医学博士、産業医
浜松医科大学 臨床教授
ICD、感染症専門医・指導医、抗菌化学療法指導医
日本エイズ学会 認定医・指導医
血液専門医、日本輸血学会認定医、日本内科学会認定医
日本感染症学会・日本環境感染学会 評議員

著書

ねころんで読めるCDCガイドライン（メディカ出版）、もっとねころんで読めるCDCガイドライン（メディカ出版）、エビデンスに基づいた抗菌薬適正使用マニュアル（メディカ出版）、エビデンスに基づく院内感染対策のための現在の常識（永井書店）、HIVマニュアル（日本医学館）など多数

ますます！
ねころんで読めるCDCガイドライン
－やさしい感染対策入門書4

2017年3月15日発行 第1版第1刷

著　者　　矢野　邦夫
発行者　　長谷川　素美
発行所　　株式会社メディカ出版
　　　　　〒532-8588
　　　　　大阪市淀川区宮原3-4-30
　　　　　ニッセイ新大阪ビル16F
　　　　　http://www.medica.co.jp/
編集担当　井潤富美
装　幀　　市川　竜
イラスト　藤井昌子
印刷・製本　株式会社廣済堂

ⒸKunio YANO, 2017

本書の複製権・翻訳権・翻案権・上映権・譲渡権・公衆送信権
（送信可能化権を含む）は、（株）メディカ出版が保有します。

ISBN978-4-8404-6153-5　　Printed and bound in Japan

当社出版物に関する各種お問い合わせ先（受付時間：平日9：00〜17：00）
●編集内容については、編集局 06-6398-5048
●ご注文・不良品（乱丁・落丁）については、お客様センター 0120-276-591
●付属のCD-ROM、DVD、ダウンロードの動作不具合などについては、
　デジタル助っ人サービス 0120-276-592